疾病自我管理丛书

轻松合理选择心脏心电检查

丛书顾问／匡培根　　丛书主编／张明群
编　　著／郝利军　李小玲

中国社会出版社

图书在版编目（CIP）数据

轻松合理选择心脏心电检查/郝利军，李小玲编著．
—北京：中国社会出版社，2009.11
ISBN 978-7-5087-2845-2

Ⅰ．轻…　Ⅱ．①郝…②李…　Ⅲ．心电图—基本知识
Ⅳ．R540.4

中国版本图书馆 CIP 数据核字（2009）第 170829 号

丛书顾问：匡培根
丛 书 名：疾病自我管理丛书
丛书主编：张明群
书　　名：轻松合理选择心脏心电检查
编　　著：郝利军　李小玲
责任编辑：冯义龙

出版发行：中国社会出版社　邮政编码：100032
通联方法：北京市西城区二龙路甲 33 号新龙大厦
电　话：（010）66080300　（010）66083600
（010）66085300　（010）66063678
邮购部：（010）66060275　电传：（010）66051713
网　　址：www.shcbs.com.cn
经　　销：各地新华书店

印刷装订：北京京海印刷厂
开　　本：145mm×210mm　1/32
印　　张：3.5
字　　数：40 千字
版　　次：2010 年 1 月第 1 版
印　　次：2014 年 3 月第 3 次印刷
定　　价：7.00 元

序

在我国，心脑血管病已经超过癌症和感染性疾病，成为危害我国人民健康的头号杀手。在危及生命的疾病中，心血管病占60%，脑血管病占30%，其他占10%，尤其是随着我国经济的发展，生活方式的改变，心脑血管疾病的发病率有逐年增加及年轻化的趋势。据统计，我国1998年因心脑血管病死亡事件的人数是260万，目前是300万，也就是说心脑血管病每12秒就残害一个中国人的生命。目前我国高血压患者至少有2亿人，血脂异常患者也至少有2亿人，糖尿病患者4千万—6千万人；在50—70岁的中老年人中患高血压、血脂异常、糖尿病等，处于心脑血管病危险状态者高达70%，且还有攀升趋势。但患者对这些危险因素的知晓率、治疗率和控制率都很低。同时超重、肥胖人群超过2亿人，甚至在中小学生中肥胖、超重者也越来越多。中国还有吸烟者3.2亿人，这些众多的危险因素是中国心脑血管病高发病、致残、致死率的基础。

值得庆幸的是，70%—80%心脑血管病是可防可控的。其关键在于改变不健康的生活方式。我们可以将一级预防（患病前的预防）延伸到学校、社区，使大家知道和建立健康的生活方式和行为。另一方面，对于已患"三高"（高血压、高血脂、高血糖）及"两病"（冠心病、脑血管病）的患者进行"二级"预防（防治病情发展和复发），医患共同努力，在坚持不懈地改善生活、行为方式的同时，给予最恰当的药物治疗。研究证明，能遵医嘱接受最佳药物治疗的重症冠心病患者，5 年健康状况和植入支架是类似的，说明认真服药加健康的生活方式，可以达到理想的效果。

我国过去在慢性病防治方面的医疗模式，其最大缺点是消极等待，病人等症状凸显后治疗，等复发后治疗，医生等病人来治疗，两方等待。新医改和"健康中国 2020"的中、远期规划中，终于使包括心脑血管病在内的慢性病预防进入政府视野，并得到高度重视。因此，现在是转换医疗服务模式的很好时机，从等待服务的模式转变为预防为先的医疗服务模式。

一项关于我国人口死亡原因的调查分析资料显示，近年我国心脑血管疾病之所以成为第一杀手，其主要原因之一，在于大众对于心脑血管病的防范意识薄弱，尤其是高血压、高血脂、高血糖在其疾病早期并没有给病人带来明显的症状，而被患者忽视。

除此，中国老教授协会积极响应政府"慢病在基层"的号召，编著"疾病自我管理"丛书，包括高血压、高血脂、糖尿病、冠心病及脑血管病等。希望能像防治传染病，如SARS、甲型H1N1流感那样开展一场群防、群治、群控的人民战争。我们的目的是，医患协作，携起手来共同防控“三高两病”，远离高血压、高血脂、糖尿病、冠心病、脑血管病。

我们期望，通过科普教育，使患者及其亲属、保健医生、全科医生、青年医生、基层医生及社会各界都知道“三高两病”的危害性及可控可防治性，关键在于自己的不懈努力，保持健康的生活方式，以及医患如何合作战胜“三高两病”。

本丛书出版之日，我特别要向全体编著者和中国社会出版社负责策划编辑的冯义龙同志，以及各环节中作出贡献的同志们，尤其是中国老教授协会给予的关怀与支持，表示诚挚的敬意和感谢，同时也恳切地希望广大读者提出宝贵意见和建议，这对我们十分重要。因为我们希望，随着科学的发展，“三高两病”的“指南”和共识的不断更新，我们也将不断更新相关内容，为广大读者和患者更好地服务。

张明群

中国老教授协会心脑血管病防治专家委员会副主任

北京首都医科大学宣武医院心脑血管病综合防治中心主任

2009年6月

前言

心血管疾病是中老年的常见病、多发病，急性发病时，病情多严重、危险，是中老年人发生猝死的常见原因之一，严重危害中老年人的身心健康。所以，老年人有必要进行健康体检，同时应对心血管病的防治常识有所了解掌握。具备有危险因素的病人如高血压病、糖尿病、高脂血症、动脉硬化患者，更应加倍警惕，及时发现，及时治疗，把心血管病的发病率降到最低。

在常规体检以及心血管病的辅助检查中，如常规心电图、动态心电图、平板运动试验、动态血压监测等，是辅助检查中首选的，也是必不可少的项目，有很重要的甚至是不可替代的临床意义。所以，中老年朋友有必要对以上这些检查内容、意义以及心电图简明基础知识有一定的了解，使我们在面对一份心电图时，不至于目不识丁，一片茫然。但由于其专业性很强，我们不可能给大家作详细的阐述，仅将一些相关知识介绍给大家。全书分为两部分。第一部分主要为简明心电图基础知识，第二部分为心电图常见问题解答。

目　录

第三章　心肌缺血及心肌梗死

第一章
心电图基本知识

1. 心电图的产生

在心电图机刚发明时，操作并非易事。早期的心电图机相当笨重，病人必须把双手和右脚放入装有传导溶液生理盐水的容器内，再把记录电极接到容器上，并不是直接接到病人身上。Willem Einthoven 对早期心电图发明贡献巨大，被尊称为“心电图之父”。

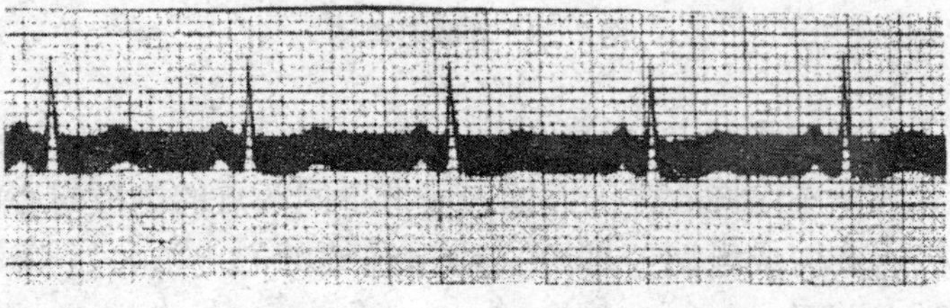

图1 早期心电图

2. 心电图是从身体表现记录的心脏电活动

在身体的特定部位连接电极，便可记录左心房、右心房、左心室和右心室的电活动，也就是12导联心电图。

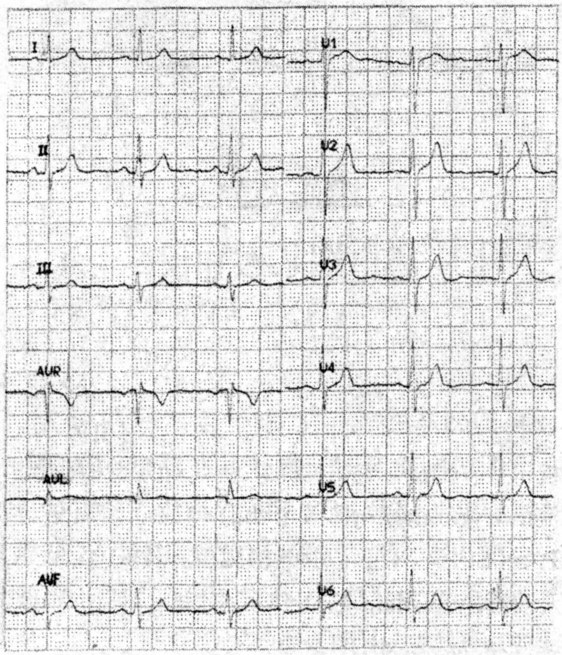

图2　12导联心电图

3. 心电图的导联

用导连线将放置于人体表面上不同两点的电极与心电图机连接构成电路，即可描绘出连续的心电波，常规12导联心电图。

（1）双极肢体导联

Ⅰ导联：

正极（左上肢）、负极（右上肢）

Ⅱ导联：

正极（左下肢）、负极（右上肢）

Ⅲ导联：

正极（左下肢）、负极（左上肢）

（2）加压单极肢体导联

由于探查电极离心脏较远，描绘出的心电图波形振幅较小，不便于分析。加压单极肢体导联是将心电图放大后记录得到心电图形。

avR（加压单极右上肢导联）

avL（加压单极左上肢导联）

avF（加压单极左下肢导联）

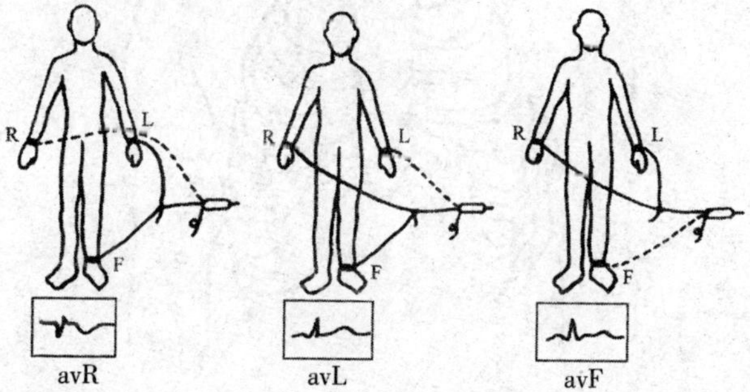

图3　加压单极肢体导联的连接方式示意图

注：虚线代表探查电极连接。

6个肢体导联（即双极肢体导联和加压单极肢体导联）从额面（垂直面）观察心脏，记录从上向下，从左到右的电活动，Ⅱ、Ⅲ和avF导联叫做下壁导联，是观察心脏下壁最好的导联，Ⅰ和avL导联叫做左侧壁导联，是观察左侧壁最好的导联，avR 导联是一个比较单独的导联。

（3）单极胸前导联

将正电极放置于胸前固定部位

V_1（胸骨右缘第 4 肋间）

V_2（胸骨右缘第 4 肋间）

V_1（V_2-V_4 连线中点）

V_4（左锁骨中线与第 5 肋间交界处）

V_5（左腋中线 V_4 水平处）

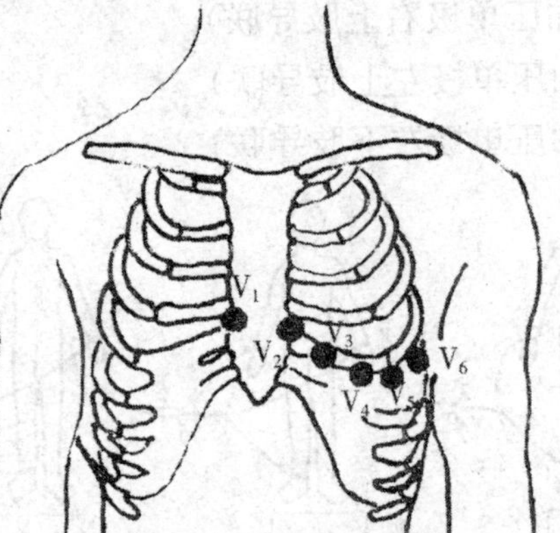

图 4　胸前导联探查电极放置的部位

6 个胸前导联从横断面（水平面）观察心脏，记录从前向后的心电活动，V_1-V_4 导联叫做前壁导联，V_5 和 V_6 导联加上 Ⅰ 和 avL 导联叫做左侧壁导联。

4. 各波段时间及产生

各波段时间：

从波形起始点内缘到终点内缘

（1）P 波

心房除极过程是从窦房结发出的除极波传到两个心房，先传到右心房，再传到左心房，在心电图上两个心房的除极波形成 P 液。正常情况下，P 波是每个心动周期第一个出现的波形。振幅：肢体导联 <0.25mV，胸前导联 <0.20mV，时间 <0.12 秒，在Ⅰ、Ⅱ、avF、V_4-V_6 导联向上，avR 导联向下，其余导联可呈双向、倒置或低平。

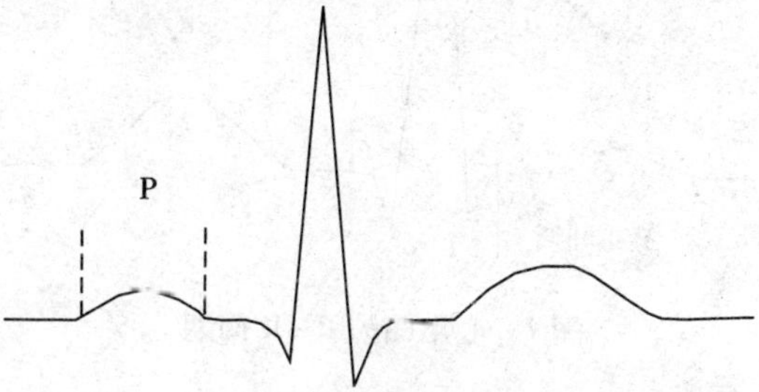

图 5　心电图的 P 波

（2）P－R 段

在心电图上，心房除极之后，激动传到房室结，希氏束和左右束支的这一段时间叫做 P－R 段。

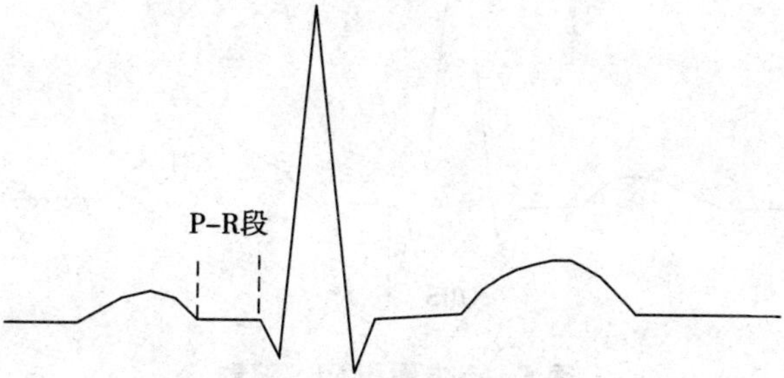

图 6　心电图的 P－R 段

（3）P－R 间期

P－R 间期是激动从心房除极开始至心室除极开始所需的时间，包括 P 波和 P－R 段这两个部分，时间为 0.12～0.20 秒。

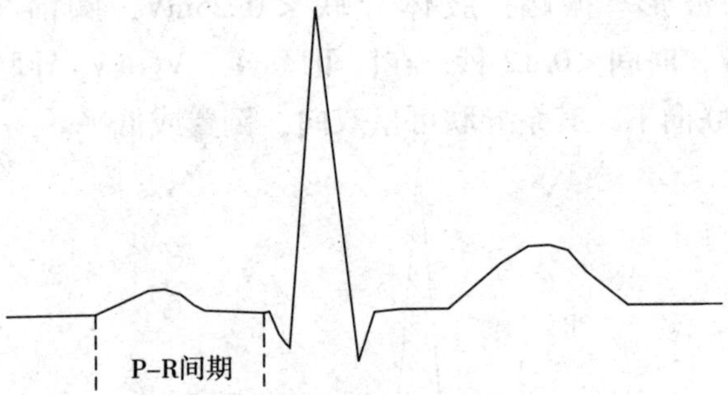

图 7　心电图的 P－R 间期

（4）QRS 波群

两个心室除极在心电图上形成 QRS 波群，时间为 0.06～0.10 秒，一般＜0.12 秒。

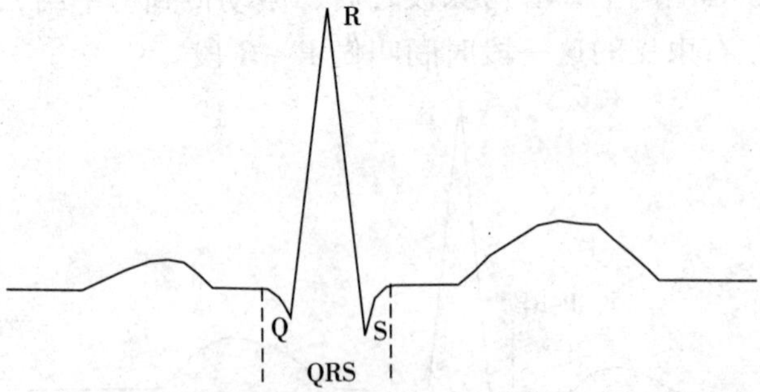

图 8　心电图和 QRS 波群

（5）ST 段

两个心室的复极早期在心电图上表现为 QRS 波群之后到 T 波开始之间这一段的图形。正常时，ST 段是等电位的一条直线，在任一导联，ST 段下移 $<0.05mV$，ST 段抬高在 V_1V_2 导联 $<0.3mV$，V_3 导联 $<0.5mV$，V_4-V_6 导联及肢体导联 $<0.1mV$。

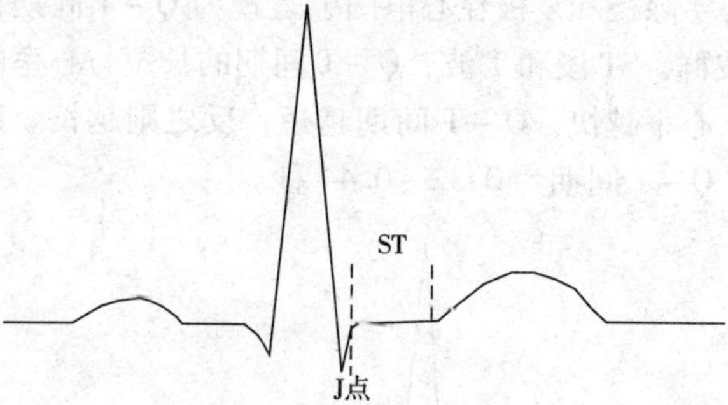

图 9　心电图的 ST 段

（6）T 波

两个心室的复极在心电图上形成 T 波（图 9），正常

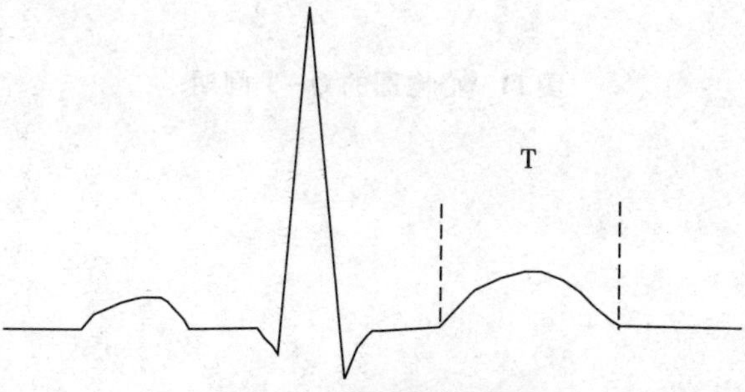

图 10　心电图的 T 波

情况下，T 波方向与 QRS 波群主波方向一致，在 Ⅰ、Ⅱ、V_4－V_6 导联向上，AVR 导联向下，Ⅲ、avL、avF、V_1－V_3 导联就不应向下，同一导联中 T 波振幅不应＜1/10R 波，胸前导联 T 波有时可高达 1.2mV－1.5mV，属于正常。

（7）Q－T 间期

心室除极和复极在心电图上表现为 Q－T 间期，包括 QRS 波群，ST 段和 T 波，Q－T 间期的长短与心率的快慢有关，心率越快，Q－T 间期越短，反之则越长。正常心率时，Q－T 间期为 0.32～0.44 秒。

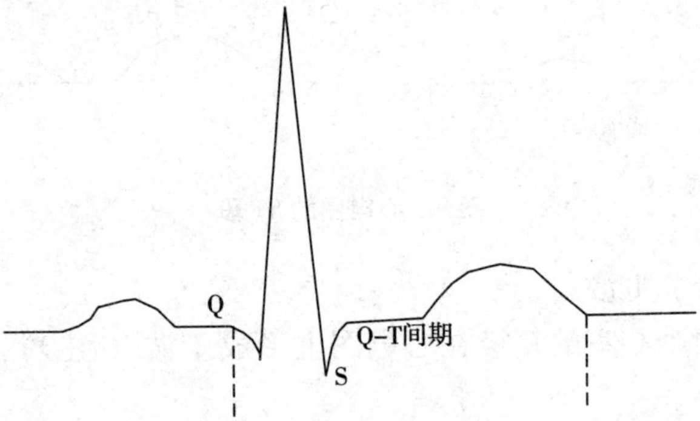

图 11　心电图的 Q－T 间期

第二章
心脏肥大与扩大

心脏肥大是指心肌增大，肥大的心室壁增厚及收缩力增强。大部分心肌肥厚是由于压力超负荷引起的，心脏泵血时的阻力增加，见于高血压和主动脉瓣狭窄。扩大是指部分心肌的扩张。一个扩大的心室能容纳比正常心室更多的血液。扩大是由于容量负荷引起的。心脏扩大多见于某些瓣膜疾病，如主动脉瓣关闭不全引起的左心室扩大，二尖瓣关闭不全引起左心房扩大，心脏肥大和扩大常同时存在。其实心电图不能很好地区别肥大和扩大，还需要借助心脏多普勒检查。在我们看心电图时，习惯上讲心房扩大和心室肥大。

一、心房肥大

1. 右心房肥大

P 波高尖表示右心房肥大，而右房肥大常继发于肺部疾病，这种 P 波称为“肺型 P 波”。

心电图特征：

(1) 下壁导联（Ⅱ、Ⅲ、avF）P 波振幅高度 >0.25mV。

(2) P 波时间无变化。

(3) P 波的心电轴可能右偏。

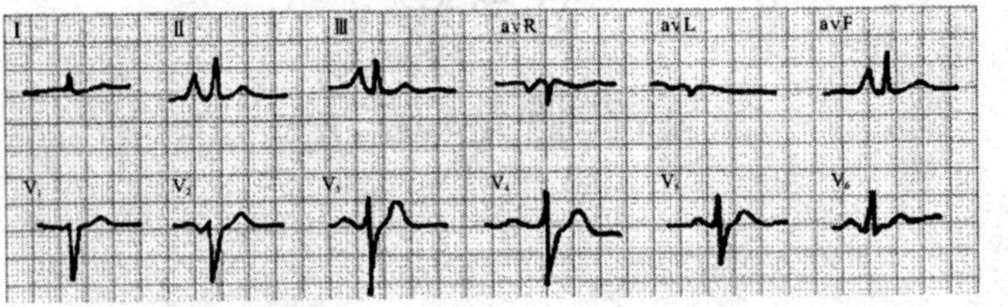

图 12　右心房肥大心电图

注：Ⅱ、Ⅲ、avF 导联 P 波高尖，振幅≥0.25mV。

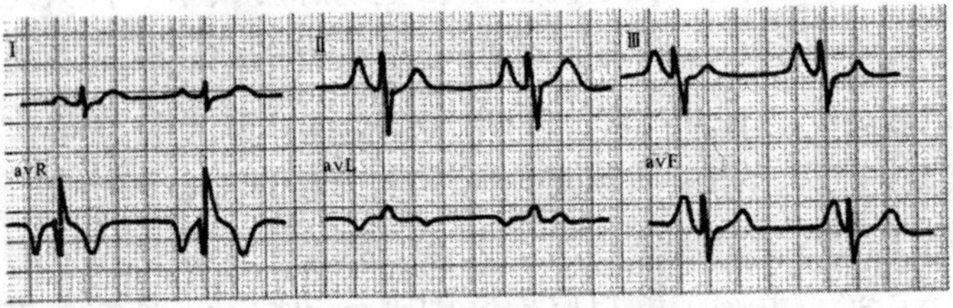

图 13　右心房肥大心电图

注：$P_{Ⅱ}$、$P_{Ⅲ}$、P_{avF} 高尖，$P_{Ⅱ}$ 为 0.45mV。

2. 左心房肥大

“二尖瓣型” P 波表示左心房肥大，P 波 >0.11 秒或超过 3 个小格，并呈双峰型，这种 P 波常见于二尖瓣疾病，称为“二尖瓣型” P 波，P 波增宽的原因是由于扩大左心房需要较长时间来除极所致。

心电图特征：

（1）P 波后部的电压可能增加，并在 V1 导联等电位线下降至少 0.1mV。

（2）P 波时间延长 >0.11 秒，并呈双峰型，V1 导联 P 波后部的宽度至少为 0.04 秒。

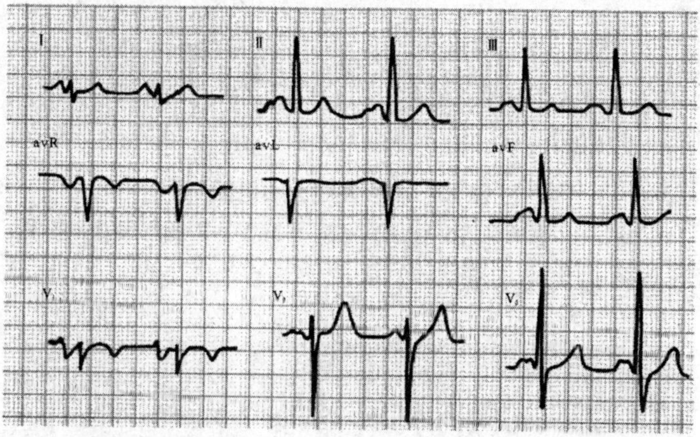

图 14 左心房肥大心电图

注：P 波增宽，P_{II} >0.12 秒，出现双峰，峰间距≥0.04 秒。

二、心室肥大

1. 右心室肥大

右心室肥大（图 15、图 16）最常见于病因是肺部疾病和先天性心脏病。

心电图特征：

（1）心电轴右偏 >100。

（2）$V_1R>s$，$V_6S>R$。

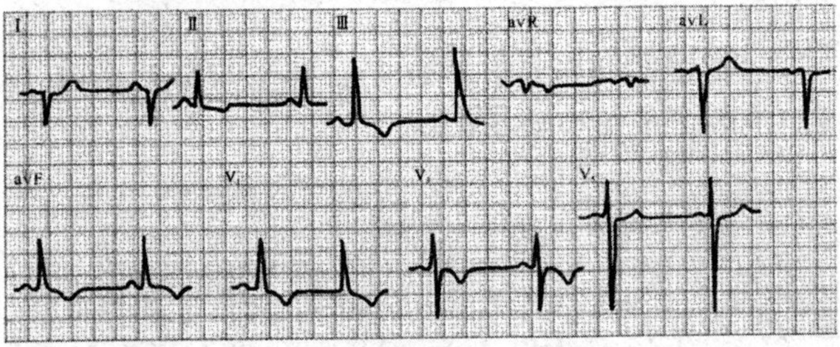

图 15 右心室肥大心电图

注：V_1 导联 $R/S>1$，$R_{v1}+S_{v5}=3mV$，R 波幅由 V_1 至 V_5 逐渐降低；电轴右偏。

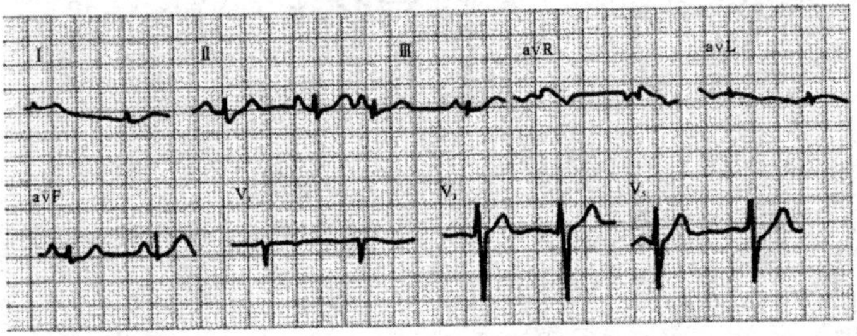

图 16 右心室肥大心电图

注：V_5 导联 $S/R\geqslant1$（极度顺钟转位），I 导联低电压（<0.5mV）伴 $S/R>0.5$。

2. 左心室肥大

左心室肥大最常见的病因是高血压和瓣膜病（图 17、图 18）心电图特征：

（1）心电轴左偏＞－15°。

（2）RV_5 或 $V_6 + SV_1$，或 $V_2 > 3.5mv$（女性）或（男性）$>4.0mv$。

（3）$RavL > 1.5mv$。

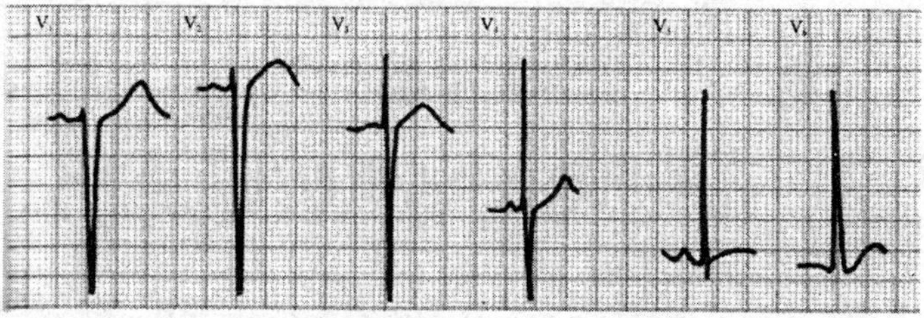

图 17　左心室肥大心电图

注：$R_{V_5} = 2.7mV$，$R_{v_5} + S_{v_1} = 5.4mV$。

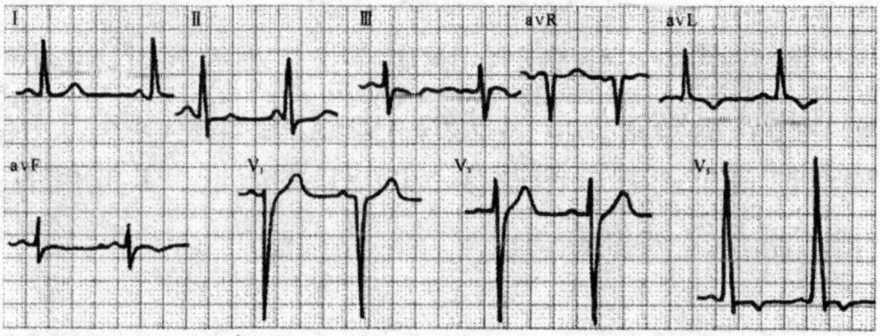

图 18　左心室肥厚劳损心电图

注：$R_{V_5} = 3.2mV$，$R_{v_5} + S_{v_1} = 5.7mV$；电轴左偏；QRS＞0.11mV。

第三章 心肌缺血及心肌梗死

一、心肌缺血

心绞痛是冠心病典型的胸痛症状。心绞痛可以病情稳定很多年或最终发生心肌梗死。心绞痛发作时做心电图可发现心肌缺血的心电图改变。即 ST 段压低、T 波倒置或 ST 段压低伴 T 波倒置。

二、心肌梗死

绝大多数心肌梗死是由于冠状动脉粥样硬化引起心肌缺血，导致心肌坏死所致。70% ~80% 的急性心肌梗死病人心电图有典型表现，具有一定规律可循，故心电图对确定诊断，判断预后有重要意义。心肌梗死的部位与冠状动脉闭塞的关系如下，左冠状动脉前降支闭塞，引起左心室前壁、前间隔、心尖部、下侧壁和二尖瓣前乳头肌梗死，左冠状动脉回旋支闭塞，引起左心室高侧壁、膈面（左冠状动脉优势型）、左心房梗死，并可累及房室结，左心室心内膜下梗死常是上述三支冠状动脉都有病变的结果。

三、心肌梗死分期

根据心肌梗死的发生时间，可以区分为早期、急性期、亚急性期和陈旧期。

1. 早期

梗死数分钟至数小时，出现缺血型和损伤变化。表现为巨大、高耸的不对称 T 波。S－T 段呈斜上型抬高，但不出现异常 Q 波。此期电生理状态极不稳定，易发生室颤，也是溶栓治疗的最佳时期。

2. 急性期

在梗死后 6h～12h 开始出现急性期图形。常需 48h～72h 才能发展成典型的急性期图形。S－T 段继续抬高，凸面向上，呈弓背状，常可见到“单向曲线”，出现病理性 Q 波，T 波开始倒置。此期可同时出现缺血型、损伤型、坏死型图形，Q 波一般永久存在，但可能缩小，个别人可完全消失。

3. 亚急性期

梗死后数周至数月，抬高的 S－T 段逐渐降至基线，坏死型 Q 波继续存在，倒置的 T 波逐渐变浅，直至恢复正常或恒定不变。

4. 陈旧期

梗死后数月至数年。心肌梗死后 3～6 个月，ST－T 不再变化，只存留坏死型 Q 波。梗死后 S－T 段持续抬高，如超过 6 个月，一般以为发生了室壁瘤，随着瘢痕组织逐渐缩小和周围心肌代偿性肥大，数年后梗死范围可能缩小，甚至无法辨认。

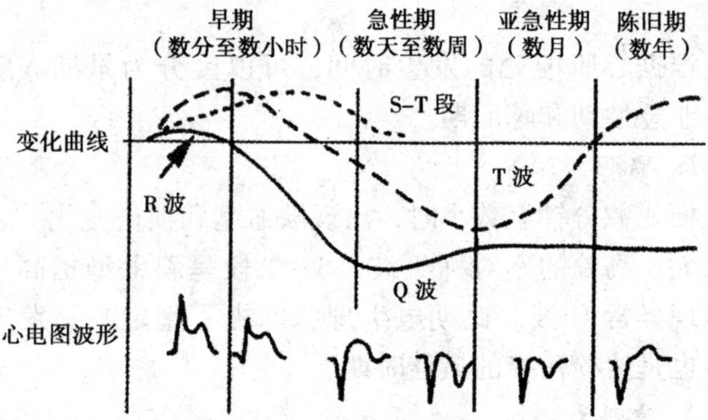

图 19　心肌梗死的分期

四、心肌梗死的定位诊断

心肌梗死发生的部位与冠状动脉的闭塞部位有关，以左冠状动脉前降支梗死最常见。前间壁梗死机会最多，单纯右心室梗死机会最少。

1. 前间壁心肌梗死

梗死在室间隔前部，累及左心室前壁靠近室间隔处。V_1、V_2、V_3 导联出现梗死图形。

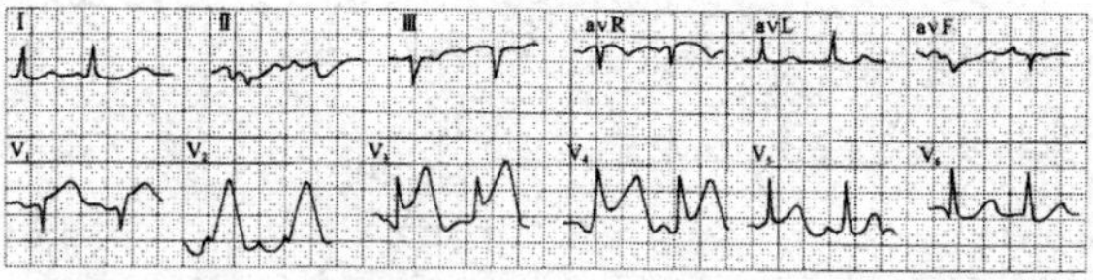

图 20　急性前间壁、心尖部心肌梗死（早期）

2. 前壁心肌梗死

V_3、V_4、V_5 导联出现梗死图，前壁心肌梗死是由于前降支闭塞引起的。

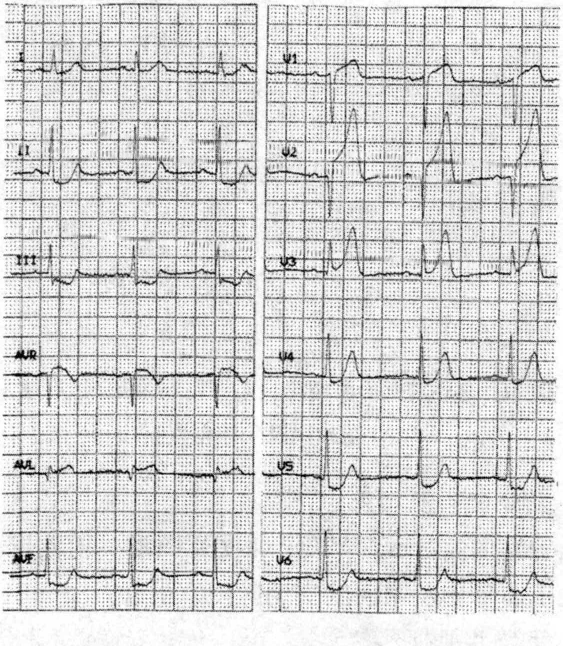

图 21　急性前壁心肌梗死。超急性期，发病后 2 小时，V_2、V_3 导联 T 波高尖，ST 段斜形抬高，Ⅱ、Ⅲ、avF，V_4～V_6 导联 ST 段下降

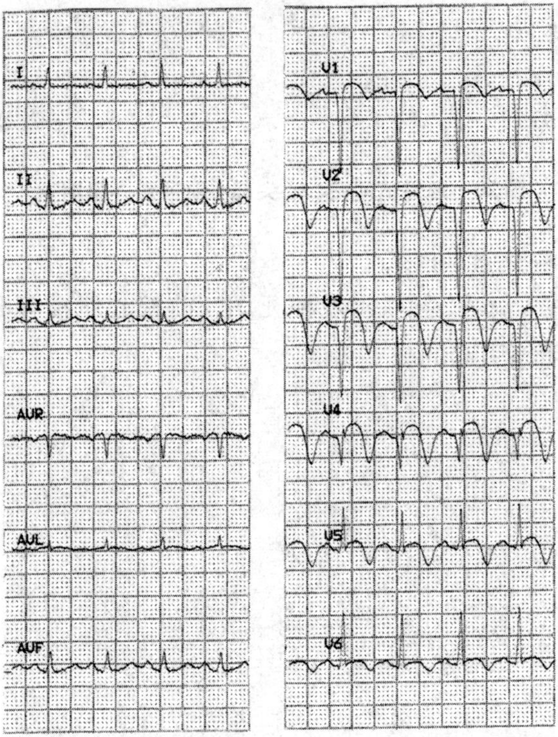

图 22 急性前壁心肌梗死。$V_1 \sim V_4$ 导联出现 QS 波，ST 段抬高及 T 波倒置

3. 前侧壁心肌梗死

$V_4 \sim V_6$、Ⅰ、avl 导联出现梗死图形。前侧壁心肌梗死多见于前降支及左回旋支动脉闭塞引起。

4. 下壁心肌梗死

II、III、avF 导联出现梗死图形。下壁心肌梗死多见于右冠状动脉式其后降支闭塞引起。

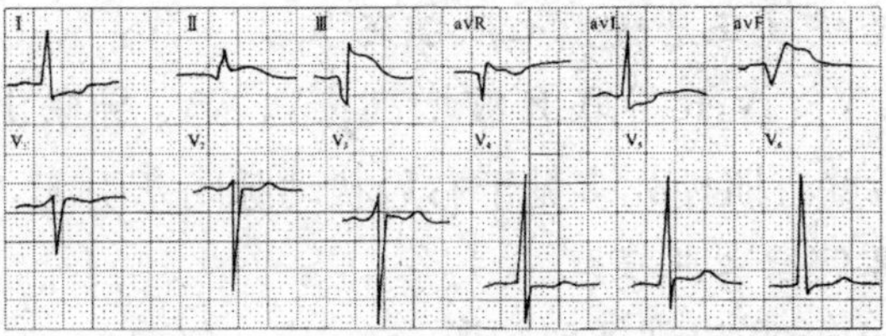

图 23　急性下壁心肌梗死（急性期）

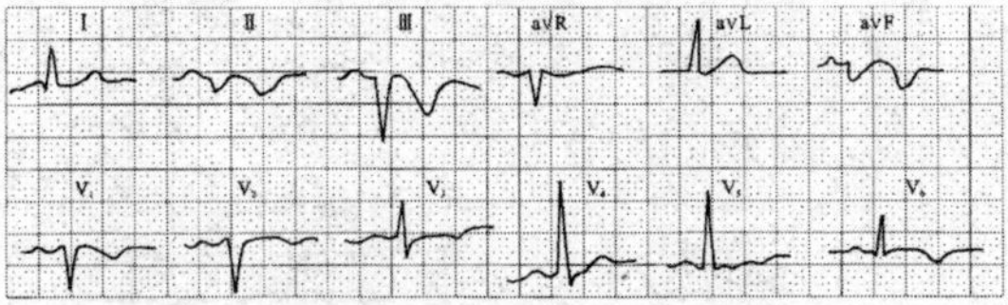

图 24　急性下壁心肌梗死（亚急性期）

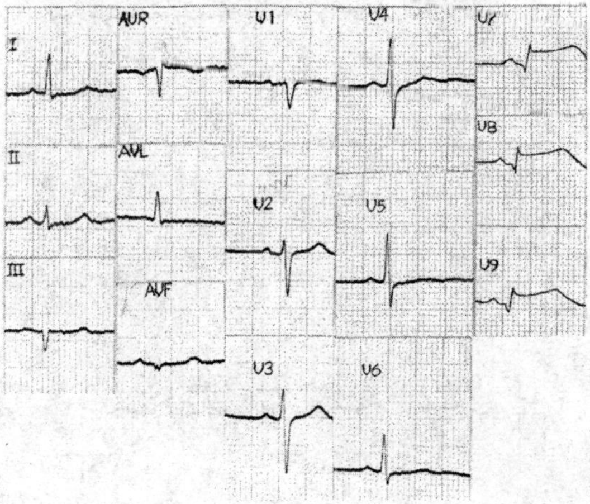

图 25　急性后壁心肌梗死。V_7、V_8、V_9 导联 Q 波形成及 ST 段抬高

5. 后壁（正后壁）心肌梗死

V_1、V_2、V_3R 导联 R 波增高，V_7-V_9 导联出现梗死图形。后壁心肌梗死多见于右冠状动脉闭塞引起。

6. 高侧壁心肌梗死

Ⅰ avL 导联出现梗死图形。

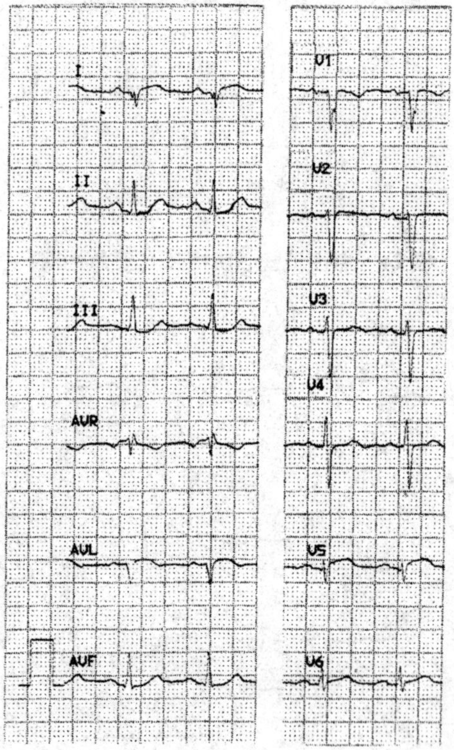

图26　急性侧壁心肌梗死。Ⅰ、avL、V_5 和 V_6 导联可见 ST 段抬高，Ⅰ、avL 导联出现病理性 Q 波。注意Ⅱ、Ⅲ和 avF 导联可见对应性改变

7. 右心室心肌梗死

V_3R-V_5R 导联出现梗死图形，尤其是出现损伤型 S－T 改变更有意义。

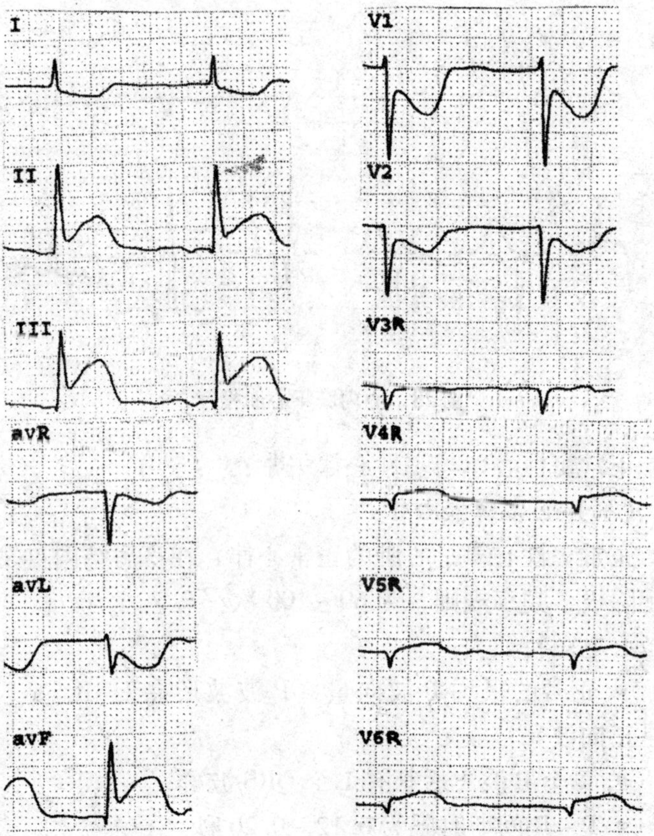

图 27　右心室心肌梗死。右侧胸前导联 $V_4R\sim V_6R$ 显示 ST 段抬高。同时Ⅱ、Ⅲ、avF 导联 ST 段抬高，表明也有急性下壁心肌梗死

8. 心内膜下心肌梗死的表现

为某些导联出现明显的 S－T 段压低并伴有 T 波倒置。要结合临床症状和化验检查诊断。

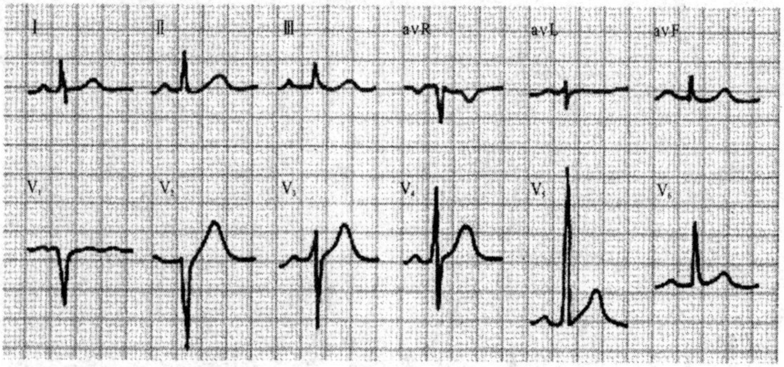

图 28　心内膜下心肌梗死

正常窦性心律与窦性心律失常：

（一）正常窦性心律

正常窦性心律是心脏的正常心律，在窦房结内自发性引起除极，频率规则，为 60～100 次/分。

心电图特征为：

- 正常的平均 P 波向量（P 波波形在 I、II、avF 导联是正向波）；
- 每个 P 波之后都有 1 个 QRS 波群；
- P－R 间期时限为 0. 12～0. 20 秒。

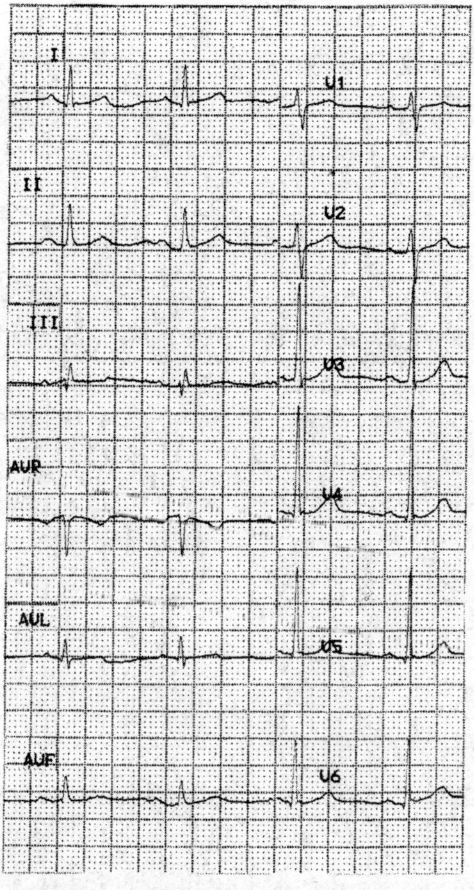

图 29　正常窦性心律。心率 71 次/分

(二) 窦性心律失常

1. 窦性心动过速

成年人窦性心律的频率若超过 100 次/分称为窦性

心动过速。

心电图特征为：

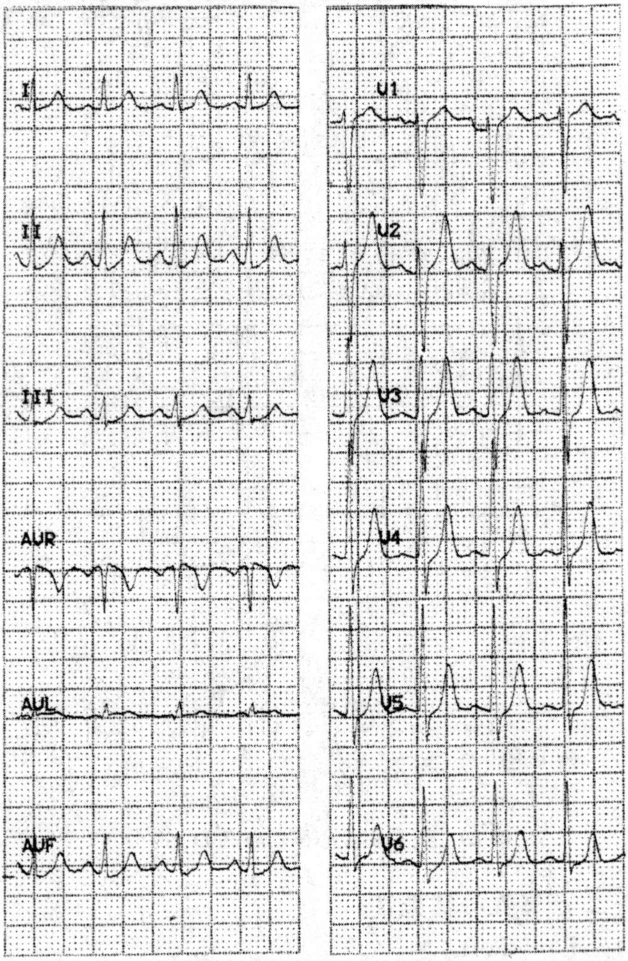

图 30　窦性心动过速。心率为 120 次/分

（1）具有窦性心律的特点。

（2）心率多在 100～160 次/分之间。

窦性心动过速常见于运动、情绪激动等情况下。病理情况下可见于发热、贫血、缺氧、休克、急性失血、心肌炎、心动能不全和甲状腺功能亢进症等，也可见于使用阿托品、肾上腺素等药物之后。

2. 窦性心动过缓

成年人窦性心律的频率低于 60 次/分称为窦性心动过缓，其心电图特征为：

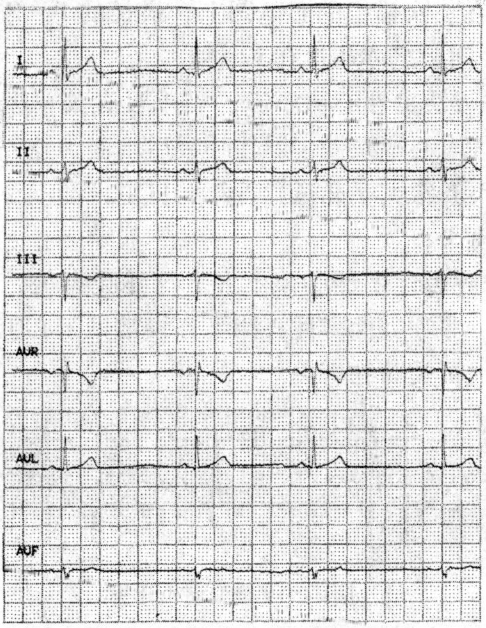

图 31　窦性心动过缓。心率为 45 次/分

（1）具有窦性心律的特点。

（2）心率在60次/分以下，一般不低于40次/分。

窦性心动过缓见于运动员、长期从事体力劳动者及老年人。病理情况下见于病态窦房结综合征、颅内压增高、阻塞性黄疸、甲状腺功能减退、洋地黄过量及应用B受体阻滞药等。

3. 窦性心律不齐

心电图特征为：

（1）具有窦性心律的特点。

（2）在一次描记的心电图上，最长的P－P间距与最短的P－P间距之差超过0.12秒。

① 呼吸性窦性心律不齐，与呼吸有关，吸气时心率加快，呼气时心率减慢，屏住呼吸后则变为整齐。呼吸性窦性心律不齐常见于儿童、青年、自主神经不稳定者，一般无病理意义；

② 非呼吸性窦性心律不齐。与呼吸有关，屏住呼吸后仍不齐。非呼吸性窦性心律不齐较常见于心脏病病人或与服用洋地黄类药物有关。

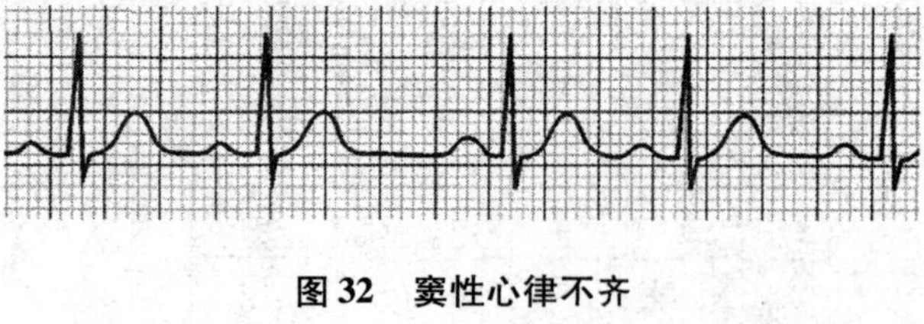

图32 窦性心律不齐

4. 窦性静止

窦性静止亦称窦性停搏。窦房结激动形成暂停或中断，导致心房和心室活动相应暂停的现象，称为窦性静止。心电图上出现一个或多个显著延长的P－P间歇，而长P－P间歇与基本的窦性P－P间距之间无整倍数关系，窦性停搏后常伴有房室交界性逸搏式室性逸搏，窦性停搏可由迷走神经张力过高，洋地黄、胺碘酮、乙酰胆碱等药物，如高血钾、心肌炎、心肌病冠心病等引起，为病态窦房结综合征的主要表现之一。长时间的心脏停顿可使病人出现头晕、昏厥，甚至阿一斯综合征发作。

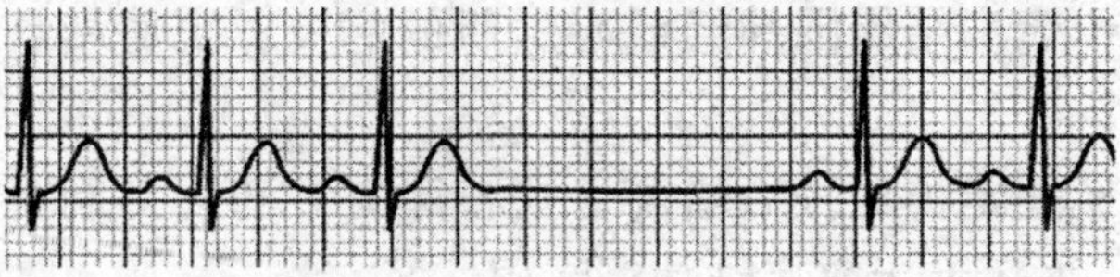

图33　窦性静止

5. 病态窦房结综合征

近年发现，起搏传导系统退性病变以及冠心病、心肌炎（尤其是病毒性心肌炎）、心肌病等疾病，可累及窦房结及其周围组织而产生一系列缓慢窦性心律失常，并引起头晕、黑朦、晕厥等临床表现，称为病态窦房结综合征。

心电图特征为：

- 持续的窦性心动过缓，心率<50次/分，且不易用阿托品等药物纠正；
- 窦性停搏或窦房阻滞；
- 在显著的窦性心动过缓基础上，常出现室上性快速心律失常（房颤、房扑、房速等）。又称为慢－快综合征；

● 如病变可同时累及房室交界区，则发生窦性停搏时，可长时间不出现交界性逸搏，或伴有房室传导障碍，此即称为双结病变。

临床上多见于：

● 如淀粉样变性，甲状腺功能减退，某些感染、纤维化与脂肪浸润、硬化与退行性变等，均可损害窦房结；

● 窦房结周围神经或心房肌的病变，窦房结动脉供血减少；

● 迷走神经张力增高，抗心律失常药物抑制窦房结功能，亦可发生窦房结功能障碍。

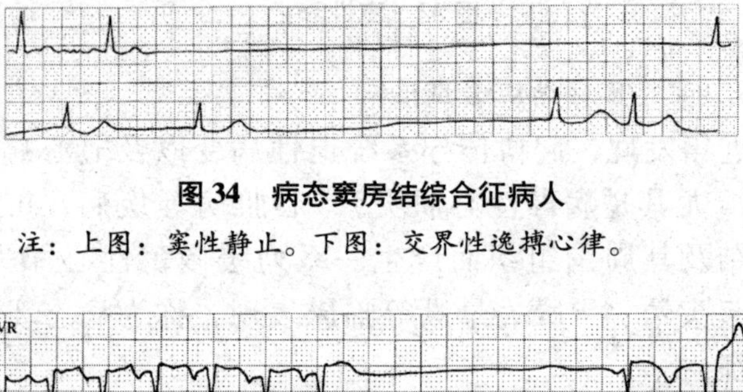

图 34　病态窦房结综合征病人

注：上图：窦性静止。下图：交界性逸搏心律。

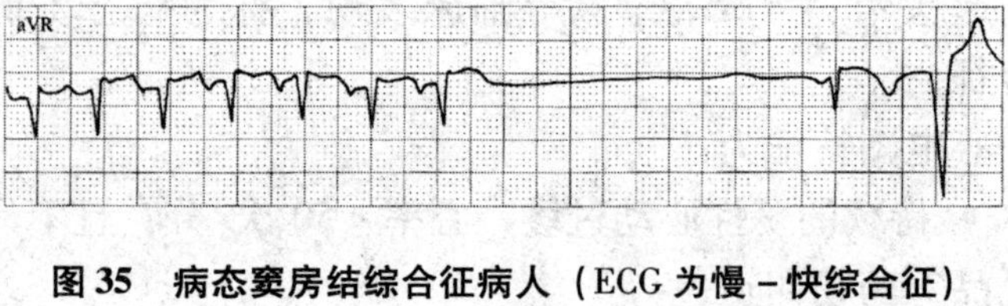

图 35　病态窦房结综合征病人（ECG 为慢－快综合征）

6. 室性期前收缩

起源于希氏束分叉以下的异位激动引起的期前收缩，

称为室性期前收缩。

心电图特征为：

- 提早出现的 QRS－T 波，其前无提早出现的异位 P 波。由于激动起源于心室，故心电图上首先出现的 QRS 波群。室性异位激动很少能逆传至心房，逆行型 P 波也在 QRS 波群之后；
- 提早出现的 QRS 波群宽而畸形，QRS 时间≥0.12 秒；
- T 波方向与 QRS 波群主波方向相反；
- 有完全代偿间期，即室性期前收缩前后两窦性 P 波的时距等于两个窦性 P－P 间距；
- 同一导联中有两种或两种以上的 QRS 波群形态不同的室性期前收缩，且配对间距不等，称为多源性室性期前收缩；
- 如果室性期前收缩恰好落在前一窦性心搏的 T 波上，称为（R'ont）型室性期前收缩。

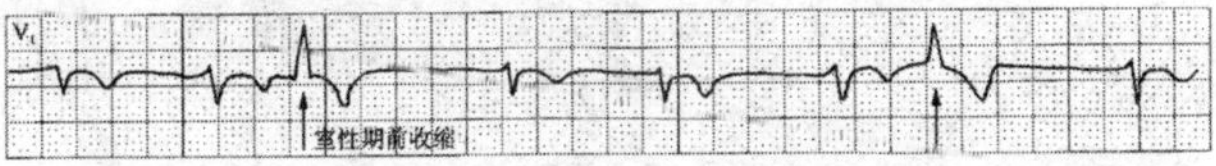

图 36　室性期前收缩

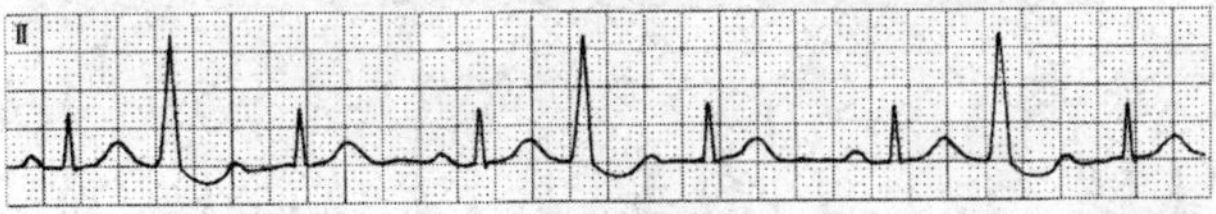

图 37　插入性室性期前收缩（第 2、5、8 个 QRS 波群）

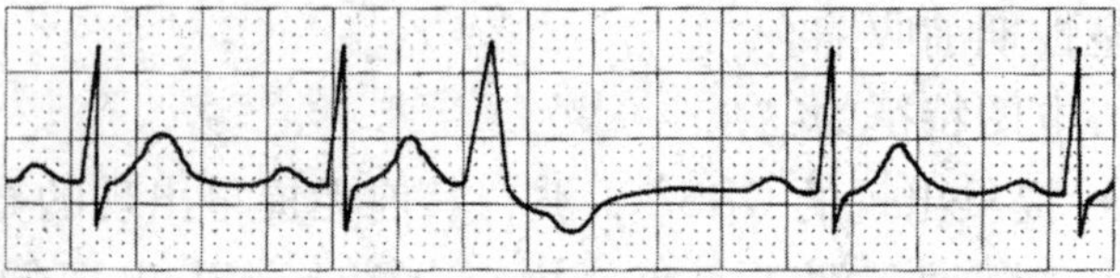

图 38　室性期前收缩

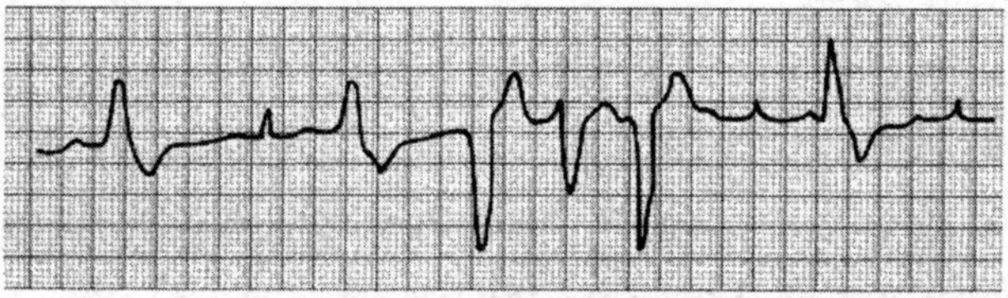

图 39　多源性室性期前收缩

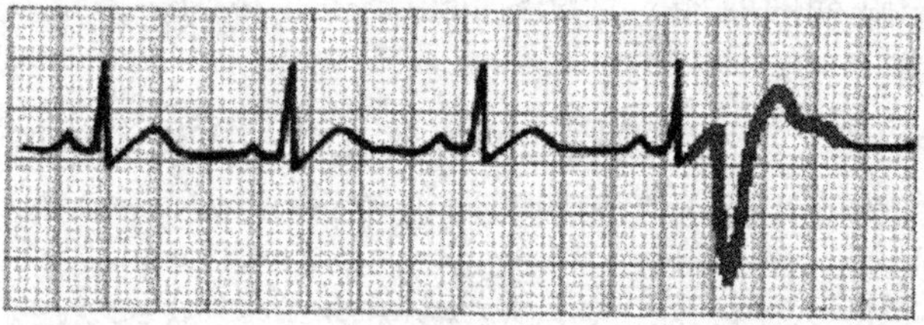

图 40　R’onT

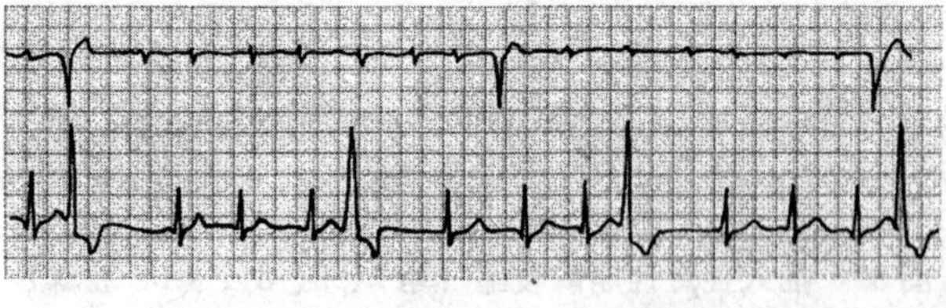

图 41　并行收缩性室性期前收缩

7. 房性期前收缩

房性期前收缩的异位起搏点来自心房，心电图特征为：

- 提早出现的房性 P’ 波，其形态与窦 P 波不同。此种 P′波通常不是逆行型的，但如果起源于心房下部者其 P’ 波可为逆行型；
- 期前收缩的 P’－R 间期≥0. 12 秒；
- 房性期前收缩的 QRS 波群形态与正常窦性 QRS 波群相同；
- 期前收缩后的代偿间期不完全，即房性期前收缩前后两个窦性 P 波的时距小于两个窦性 P－P 间距之和。

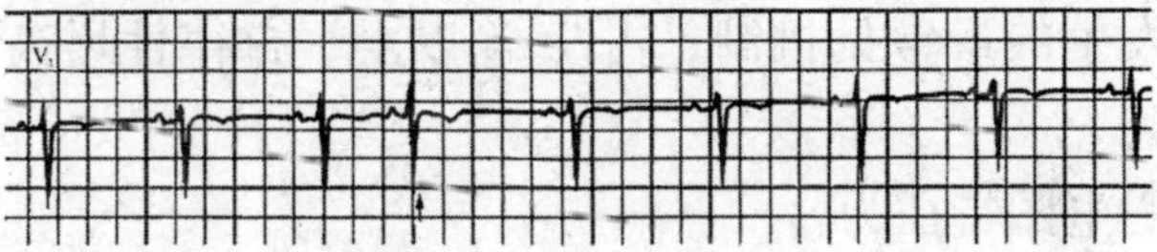

图 42　房性期前收缩

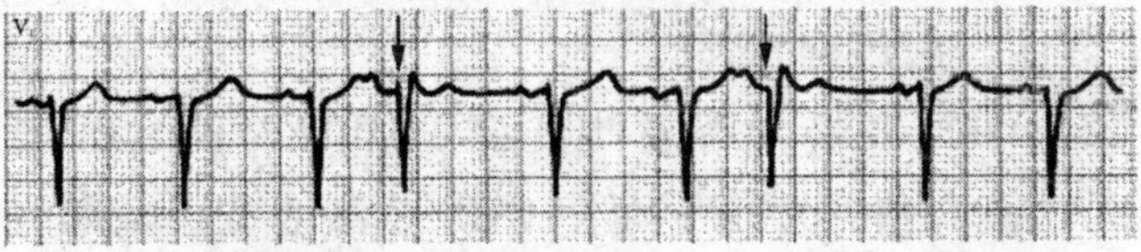

图 43　房性期前收缩伴室内差异性传导并形成二联律

注：第 4、7QRS 波为房性期前收缩伴室内差异性传导

期前收缩的临床意义：

期前收缩可发生于任何年龄，但儿童少见，老年人比较多见，期前收缩也可见于健康人，更多见于有器质性心

脏病的病人。如冠心病、风湿性心脏病、心肌炎及心肌病等，尤其是发生心力衰竭或急性心肌梗死时。洋地黄、奎尼丁、普鲁卡因胺、异丙肾上腺素等药物也可引起期前收缩。电解质紊乱，尤其是低血钾，也可能引起期前收缩。期前收缩的出现无明显诱因，但亦可见于精神紧张，情绪激动，血压突然升高、疲劳、过饱或消化不良、吸烟、饮酒或喝浓茶。期前收缩也可由心肌的直接机械刺激所引起。

8. 阵发性室上性心动过速

阵发性室上性心动过速是指希氏束或希氏束以上组织参与形成的快速规则的心动过速。折返是阵发室上性心动过速发生的最常见机制，占95%以上，自律性增高所致者不到5%。

心电图特征为：

（1）相当于一系列连续很快的房性或交界性期前收缩（连续3次或3次以上），其频率大多数为150～250次/分，节律一般绝对规则。

（2）QRS波群形态基本正常，QRS时间≤0.10秒，但常因伴室内差异性传导而使QRS波群增宽、畸形。

（3）ST－T可无变化，但发作时S－T段下移和T波倒置者亦不少见。

（4）如能确定房性P′波存在，且P－R间期≥0.12秒，则称为房性心动过速，如能确定逆行P′波存在，P′－R间期＜0.12秒或R－P′间期＜0.20秒，则称为交界性心动过速，如心动过速异位P′波埋伏于前一心搏的QRS－

T 中，不易判定异位起搏的确切部位，此时可统称为室上性心动过速。

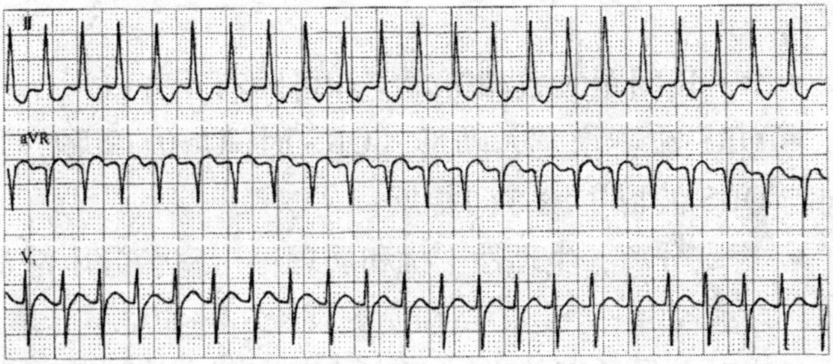

图 44　室上性阵发性心动过速

阵发性室上性心动过速的临床意义：

阵发性室上性心动过速常见于心脏正常者，房室折返（有隐匿旁路）见于预激综合征。阵发性房性心动过速多见于有器质性心脏病的病人，如心肌梗死、肺心病、急性感染、低血钾、缺氧和洋地黄中毒。

9. 室性心动过速

室性心动过速（简称室速）是指 3 个或 3 个以上连续出现的室性异位激动，频率≥100 次/分时所形成的心律失常。室速的机制很复杂，可由折返、自律性增高和触发活动引起。室速持续时间不到 30 秒而自发终止者，称为非持续性室速，持续时间大于 30 秒或虽未到 30 秒但已导致意识丧失者，称为持续性室速、QRS 波群形态一致者称为单形性室速，QRS 波群呈多种不同形态者称为多形性室速。位有 Q－T 间期延长的多形性室速，又称尖端扭转型室速。

心电图特征为：

- 连续 3 个或 3 个以上的室性异位激动，频率≥100 次/分；
- R－R 间距大致相等，室律可略有不齐；
- QRS 波群增宽，畸形，QRS 时间≥0.12 秒，T 波方向与 QRS 波群主波方向相反；
- 房室分离，生理性干扰和病理性房室传导阻滞造成心房、心室各由一个起搏点控制的现象，称为房室分离。

室速时，异位起搏总的频率较窦性频率快，造成窦房结只能控制心房而心室则由室性异位起搏点控制，形成房室分离。心电图表现为 P 波与 QRS 波群之间无固定关系，而各有其固定的规律性，即 P－P 间距相等，R－R 间距相等。P 波频率小于 QRS 波群频率，但 P 波常埋藏于 QRS－T 内而不易被发现。

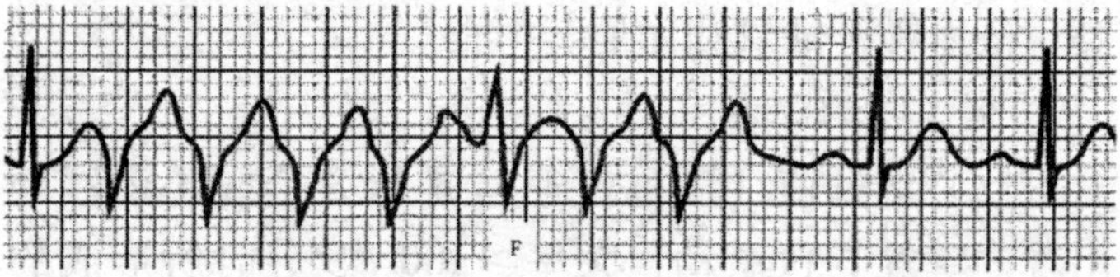

图 45　阵发性室性心动过速

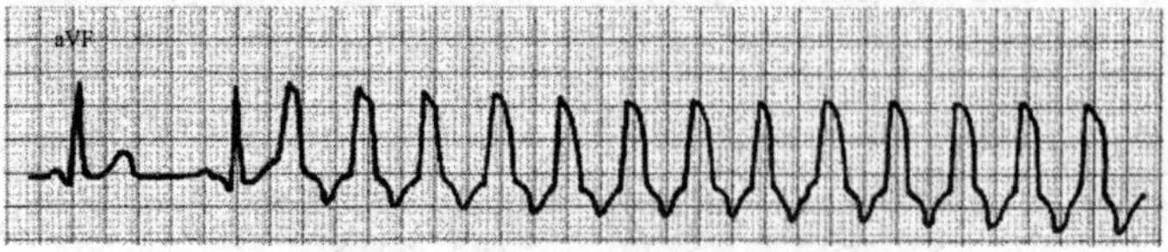

图 46　阵发性室性心动过速

临床意义：

起始突然的室速阵发性室速，常由一次室性期前收缩发动，临床上比较多见。室速常见于器质性心脏病病人，最常见于冠心病，也可见于其他心脏病，代谢障碍、药物毒性及 Q－T 延长综合征。偶可见于无心脏病病人。室速频率超过 160～200 次/分，多形性室速，持续性室速，有器质性心脏病尤其是心功能不全，室速发作时伴有症状、血压偏低、Q－T 间期延长者，均提示病情严重。

10. 心房扑动

心房扑动常为阵发性，也可以是持续的。通常心房扑动持续 1 周以上，则常转变为心房颤动。

心房扑动心电图特征为：

（1）P 波消失，代之以间距匀齐，波形一致，连续呈锯齿状，无等电位线的心房扑动 F 波，F 波频率 250～350 次/分；在 II、III、avF 导联上明显。

（2）由于部分心房扑动的激动传导交界区时，交界区正处于绝对不应期，因而不能下传至心室，故心室率较心房率慢，房室传导比例常为 2∶1，也可 4∶1、3∶1，5∶1 者少见。如果房室传导比例固定，心室律是规则的；如果房室传导比例不固定，心室律是不规则的。

（3）房扑时的 QRS 波群与窦性 QRS 波群相同，有时也可因室内差异性传导而使 QRS 波群增宽、畸形。

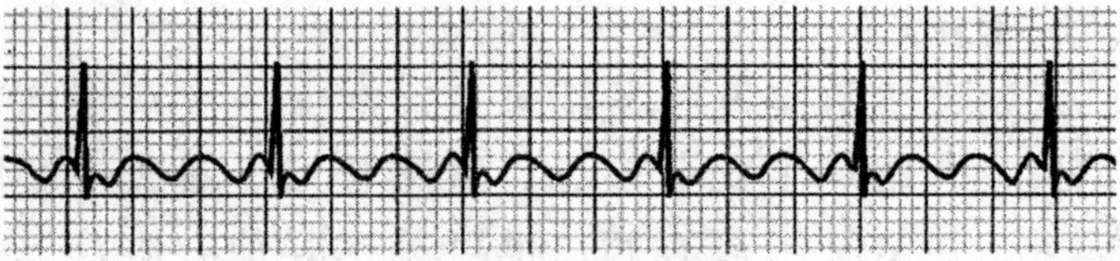

图 47　一度房室传导阻滞

临床意义：

心房扑动绝大多数见于心脏有显著病变者，罕见于无器质性心脏病者，常见于风湿性心脏病、冠心病、高血压性心脏病、甲状腺功能亢进及慢性缩窄性心包炎。心房扑动也常见于心房颤动用奎尼丁或普鲁卡因胺治疗过程中。

11. 心房颤动

心房颤动是一种常见的心律失常，可以是阵发性的或持续性的，心电图特征为：

（1）P 波消失，代之以一系列大小、形态及间距均不等的心房颤动波（f 波），f 波的频率为 350 ~ 600 次/分，f 波在 V1，导联最清楚，其次为 V3R、I、III、avF 导联。

（2）R – R 间距绝对不规则

这是因为 f 波迅速而大小不匀，其中若干激动根本未到达房室交界区，到达房室交界区的激动又有许多因交界区处于绝对不应期而不能下传至心室所致。

（3）QRS 波群与窦性 QRS 波群相同

有时因心房激动下传过早或其前有较长的 R – R 间距而不应期相应延长，心室内传导组织尚未完全恢复而形成室内差异性传导，至 QRS 波群增宽畸形。

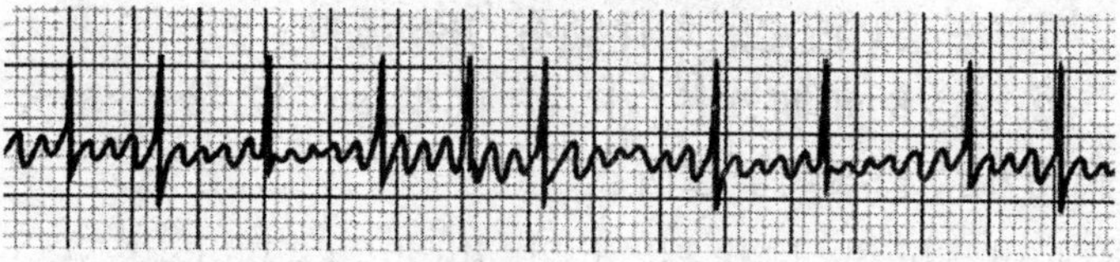

图 48　心房颤动（心室率较快）

临床意义：

心房颤动绝大多数见于心脏有显著病变的病人，常见于风湿性心脏病、冠心病、高血压性心脏病、甲状腺功能亢进症、慢性缩窄性心包炎及洋地黄中毒。甲状腺功能亢进症引起的心房颤动以阵发性者居多，有时可成为甲状腺功能亢进症最早或最明显的表现。少数病人在长时期内有阵发性或持久性房颤而并无心脏病的证据。

12. 房室传导阻滞

心脏任何部位的心肌不应期延长所引起的激动传导延缓和阻滞，统称为心脏传导阻滞。根据心脏传导阻滞发生的部位不同，可分为窦房阻滞、房内阻滞、房室传导阻滞和室内传导阻滞，按阻滞程度分为一度、二度（不完全性）和三度（完全性）传导阻滞。激动从心房传到心室的过程中异常延迟或者有部分或所有激动不能通过传导组织到达心室，称为房室传导阻滞。

（1）一度房室传导阻滞

房室交界区的绝对不应期正常，相对不应期异常延长，可引起房室传导的时间延长，但每个心房激动都能传入心室。

心电特征有：

① 窦性 P 波之后均伴随有 QRS 波群；

② P－R 间期延长；P－R 间期 >0.12 秒；P－R 间期超过相应心率的最高值。

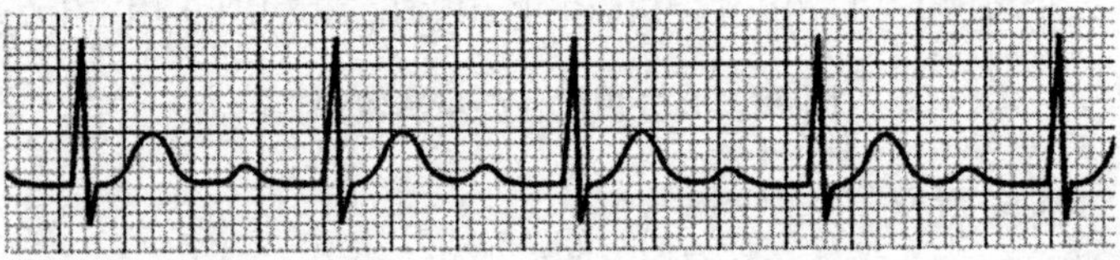

图 49　一度房室传导阻滞

(2) 二度房室传导阻滞

二度房室传导阻滞时，部分 P 波后面无 QRS 波群。当心室对心房刺激无反应时，P 波后无 QRS 波群。Ⅱ度房室传导阻滞分为两种类型，莫氏Ⅰ型传导阻滞（二度Ⅰ型房室传导阻滞，也叫文氏型传导阻滞或文氏现象）。莫氏Ⅱ型传导阻滞（Ⅱ度Ⅱ型房室传导阻滞）。

• 二度Ⅰ型房室传导阻滞

又称莫氏Ⅰ型或文氏型几乎都是由于房室结内的阻滞引起的。莫氏Ⅰ型的电效应是独特的。阻滞或延迟是不同的，每个接着发生的激动逐渐延长。每个连续的心房激动在房室结的延迟越来越长，直至一个激动脱落。

心电图特征为：

• P－R 间期逐渐延长，R－R 间期逐渐缩短，直至有一个 P 波不能下传，其后无 QRS 波群，产生一个长R－R 间期，长 R－R 间期小于其前相邻两个 R－R 间期之和。

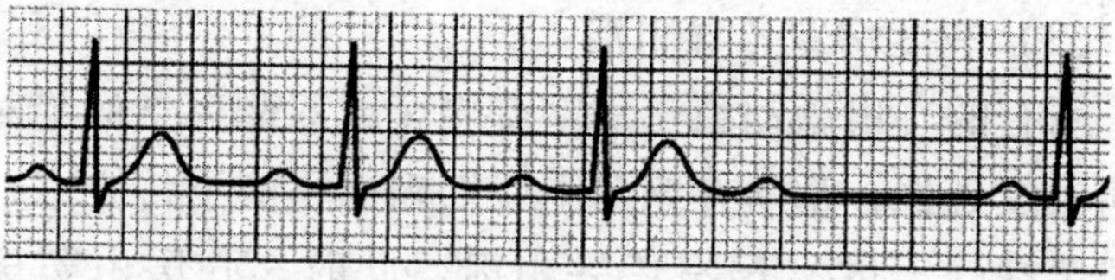

图 50 二度房室传导阻滞文氏型

• 二度Ⅱ型房室传导阻滞又称莫氏Ⅱ型传导阻滞，其阻滞部位在房室结以下的希氏束内。不是所有的心房激动都能传导至心室，但是没有 P－R 间期逐渐延长，而只是出现传导脱落现象。

心电图特征为：

大多数 P 波后面的 QRS 波群。偶有 1 个 P 波之后没有 QRS 波群，下传的 P－R 间期固定。有两个 P 波后有 1 个 QRS 波群时，叫做 2:1 房室传导阻滞。以此类推，每 3 个或 4 个 P 波后有 1 个 QRS 波群时叫做 3:1 或 4:1 房室传导阻滞。

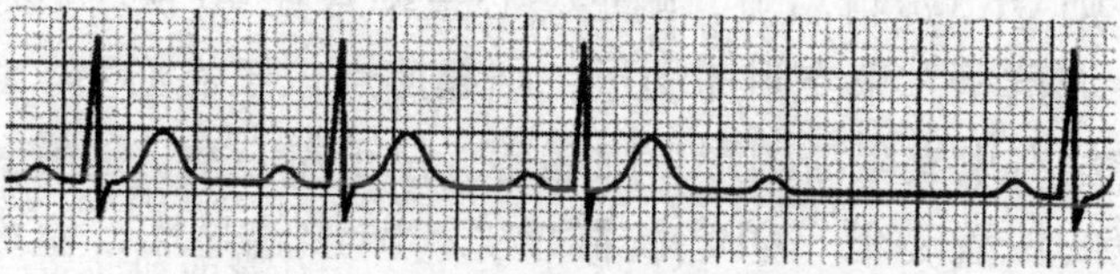

图 51 二度房室传导阻滞莫氏Ⅱ型

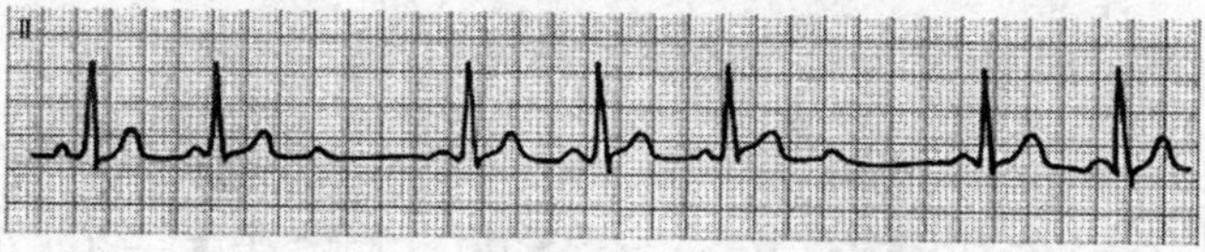

图 52 二度房室传导阻滞莫氏Ⅱ型

（3）三度房室传导阻滞

所有的心房激动由于房室交界区或双侧束支的绝对不应期极度延长，都落在绝对不应期内而不能下传心室，称为完全性（三度）房室传导阻滞。此时，心房由窦房结或房性异位起搏点控制，而心室则由阻滞部位以下的异位起搏点控制，形成房室分离。

其心电图特征为：

- P 波和 QRS 波群完全无关而各有其固定的规律性，即 P－P 间距相等，R－R 间距相等。P－P 间距也可有心室时相性窦律不齐；
- P 波频率高于 QRS 波群频率；
- QRS 波群形态取决于心室起搏点位置的高低。

如起搏点位于希氏束分叉以上，则 QRS 波群形态正常，心室率为 40～60 次/分。若起搏点传于希氏束分叉以下，则 QRS 波群增宽，畸形，心室率常在 40 次/分以下。QRS 波群呈左束支阻滞图形，则起搏点位于右心室。QRS 波群呈右束支阻滞图形，则起搏点位于左心室。通常，起搏点的位置越低，QRS 波群增宽，畸形越显著，室率越慢且越不稳定，越容易发生心室颤动或心室停顿，如果绝大多数 P 波不能下传，偶尔有数次心房激动下传，形成心室夺获，则称为几乎完全性房传导阻滞。

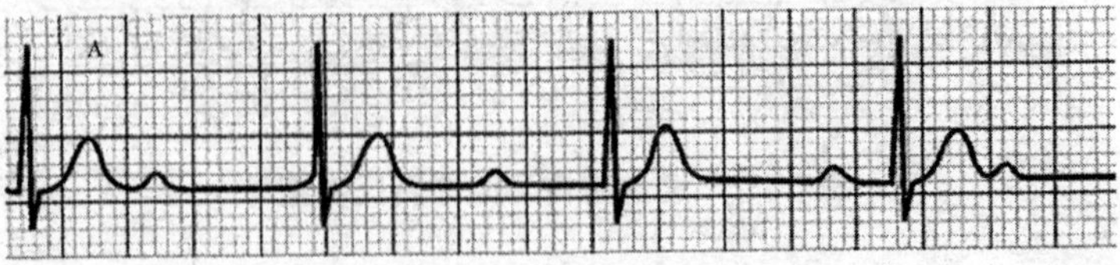

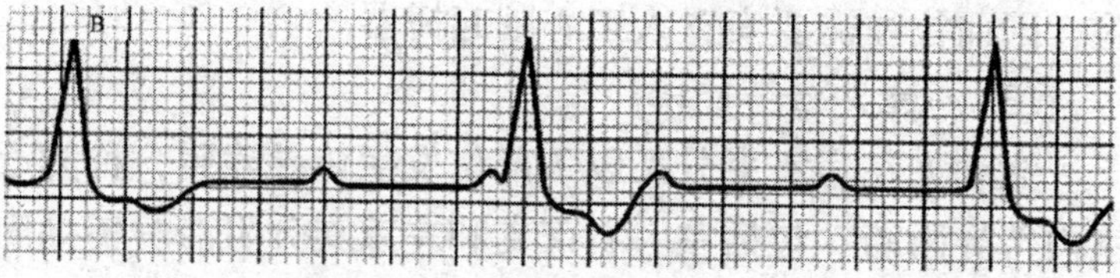

图53　三度房室传导阻滞

注：A图示起搏点在束支分叉以上，B图示起搏点在束支分叉以下。

房室传导阻滞的临床意义：

房室传导阻滞可以是暂时性的，也可以是永久性的。一度和二度Ⅰ型房室传导阻滞偶可见于正常人迷走神经张力过高，更多见于风湿性心肌炎、冠心病、白喉、房间隔缺损、缺氧及洋地黄、奎尼丁、β受体阻滞药等药物作用，二度Ⅱ型和完全性房室传导阻滞常见于冠心病、扩张型心肌病、克山病，也可以是先天性或原发性传导系统退行性病变。

一般来说，一度和二度Ⅰ型房室传导阻滞程度较轻而二度Ⅱ型及以上的房室传导阻滞则程度较重，往往须安置起搏器。发生于一些急性和可逆情况下的房室传导阻滞，如洋地黄中毒、迷走神经张力增高、风湿热、急性感染、电解质紊乱、奎尼丁等药物的毒性反应，急性下壁心肌梗死等所致的房室传导阻滞，往往是暂时性的，当引起房室传导阻滞的病因消退或去除后便逐渐自行恢复正常。但冠心病、原发性传导系统退行性病变、扩张型心肌病以及其他一些慢性器质性心脏病所致的房室传导阻滞，常常是不可逆的、永久性的，此类病人往往有症状，有猝死的危险，因而往往需要安置人工心脏起搏器。

13. 心室内传导阻滞

激动如在房室束分叉以下部位发生传导障碍，称为心室内传导阻滞。包括左、右束支和左束支分阻滞。传导阻滞可以是持久的、暂时的或间歇性的，也可从间歇性开始而以后变为持久性的。左右束支传导阻滞可分为完全性或不完全性的。

（1）右束支传导阻滞

左束支细长，由单侧冠状动脉分支供血，其不应期较左束支长，故传导阻滞多见。右束支传导阻滞时，激动经左束支下传，室间隔中 1/3 处的激动仍从左向右正常进行。在 0. 04S 后，左侧室间隔及左心室壁的除极将近结束时，激动通过室间隔的普通心肌传向右室。来自左侧的激动不能再沿正常右束支下传，故右侧的兴奋缓慢变异，并因失去左侧心室向量的拮抗而出现突出的右前终末向量。由于心室内传导异常，故可伴有继发性 ST－T 改变。

心电图特征为：

- QRS 波群时间≥0. 12 秒，V，导联 VAT≥0. 06 秒；
- QRS 波群前半部接近正常，后半部在多数（Ⅰ、Ⅱ、avF、V_4－V_6）导联出现宽而有切迹的 S 波且 S≥0. 04 秒，avR 导联常呈 QR 型，R 波宽而有切迹。最具特征性变化的是 V_1 导联是 rSR’（M）型或宽大而有切迹的 R 波；
- V_1、V_2 导联 S－T 段压低，T 波倒置；
- QRS 波群形态和右束支传导阻滞相似，仅时限 <

0.12 秒时称为不完全性右束支传导阻滞。

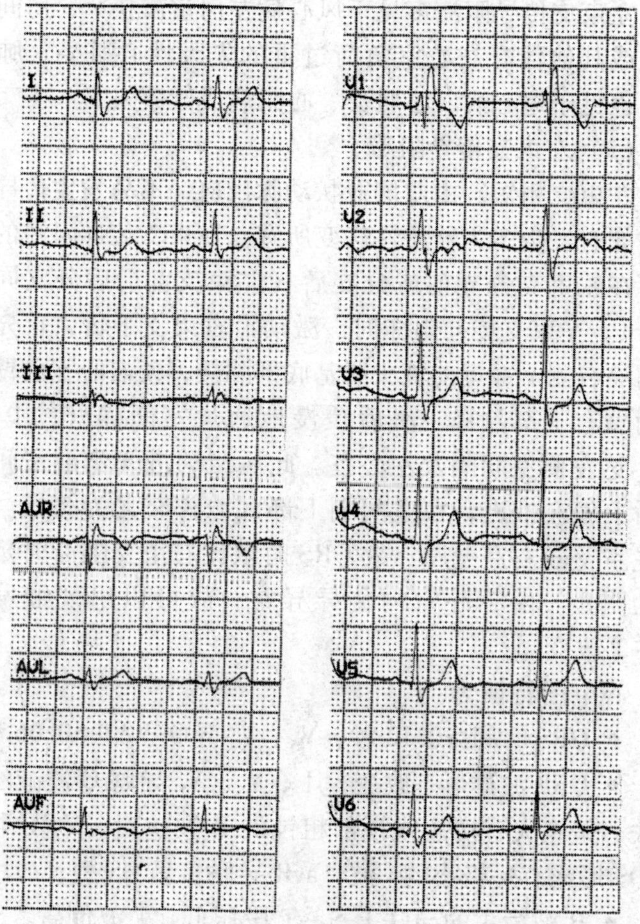

图 54 完全性右束支传导阻滞。V_1 导联 QRS 波群 >0.12s 并呈 RSR′型。V_5、V_6 导联有深 S 波。

临床意义：

左束支传导阻滞多见于风心病左房室瓣狭窄，房间隔缺损或其他伴有右心室负荷过重的先天性心脏病、肺心病，也见于冠心病、心肌炎、心肌病或健康人。

（2）左束支传导阻滞

左束支粗短，由双侧冠状动脉供血，不易发生传导阻滞，如有发生多为器质性病变所致。左束支传导阻滞的部位可在左束支分支前或分支后（左束支前、后分支同时阻滞）。左束支传导阻滞时，激动沿右束支下传，首先使室间隔右侧下部近前乳头肌基底部除极，使右心室前壁及室间隔右下部除极。然后缓慢地通过室间隔（约 0.04 秒）达左侧室间隔及左心室。此后激动进一步沿室间隔向后上偏左推进，在室间隔上部区域扩布尤为缓慢。由于左室壁较右室壁厚，故 QRS 时限比右束支阻滞时延长更为明显。由于心室内传导异常，故可以出现继发性 ST－T 改变。

心电图特征为：

- QRS 时间≥0.12 秒，V_5、V_6 导联 VAT≥0.06 秒；
- QRS 波群形态改变，Ⅰ、V_5、V_6 导联 Q 波减小或消失，呈宽大有切迹或顶部粗钝的 R 波；V_1、V_2 导联常呈 QS 形或有一极小的 r 波，avR 导联多呈 QS 型；
- R 波为主的导联上 S－T 段压低，T 波倒置，S 波为主的导联上，S－T 段抬高，T 波直立；
- QRS 波群形态与左束支传导阻滞相似，仅 QRS 波群时间 <0.12 秒者，称为不完全性左束支传导阻滞。

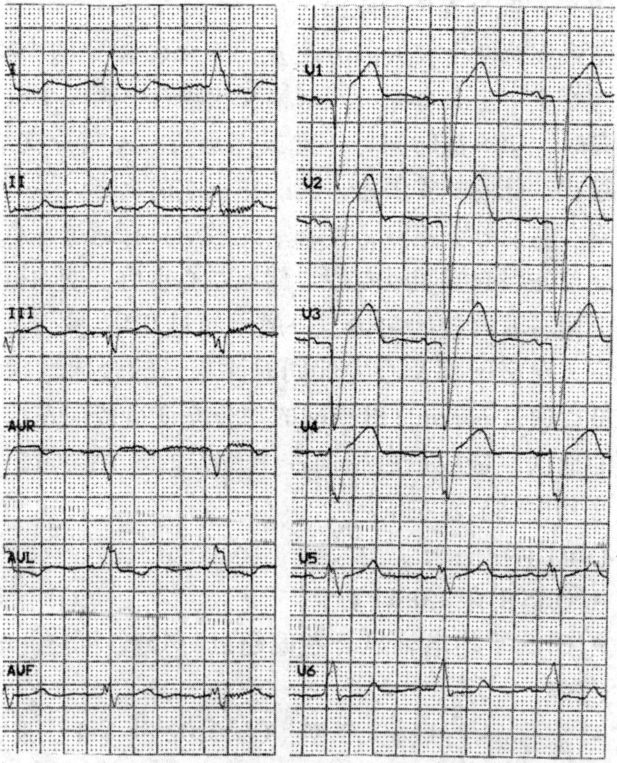

图 55　完全性左束支传导阻滞。心电轴左偏，QRS 波群时间 >0.12 秒，Ⅰ、avL、V_5、V_6 导联高 R 波且 R 波顶部增宽伴有切迹，QRS 波群时间 >0.12 秒。

临床意义：

左束支传导阻滞多见于高血压性心脏病、冠心病、主动脉瓣病变、心肌炎及心肌病等，预后差，极少见于健康人。

(3) 左前分支传导阻滞

左束支有两个较大的分支及一个不太恒定的中隔支，它们同处于一个心室腔，其末梢互相吻合，当一个分支发生阻滞时，QRS 波时间可正常或稍延长。左前分支细长，由左冠状动脉前降支供血，支配左室左前上方，易发生传导障碍。左前分支阻滞，左心室的激动只有通过左右分支下传，首先引起室间隔左后半部及左心室后下壁除极，产生向下偏右前的初始向量，一般不超过 0.02 秒。然后是右心室，左室下部及心尖部同时除极，综合向量指向左下。最后通过 purkinje 纤维网的吻合支逆行传向左前分支分布的地区，造成最后指向左上后方的最大向量，形成 QRS 平均电轴显著左偏。

心电图特征：

- QRS 时限≤0.11 秒；
- QRS 平均电轴显著左偏超过 -45°，可达 -60°或以上；
- Ⅰ、avL 导联呈 qR 型，Q<0.02 秒，Ⅱ、Ⅲ、avF 导联呈 rS 型。$R_{avl} > R_1$，$S_Ⅲ > S_Ⅱ$。

(4) 左后分支传导阻滞

左后分支粗，向下向后分布于左心室膈面，具有左前降支及右冠状动脉双重血供，故左后分支阻滞比较少见，左后分支阻滞时，左心室的激动只有通过左前分支下传。其心电图特征为：

- QRS 时间≤0.11 秒；
- QRS 平均电轴≥110°；

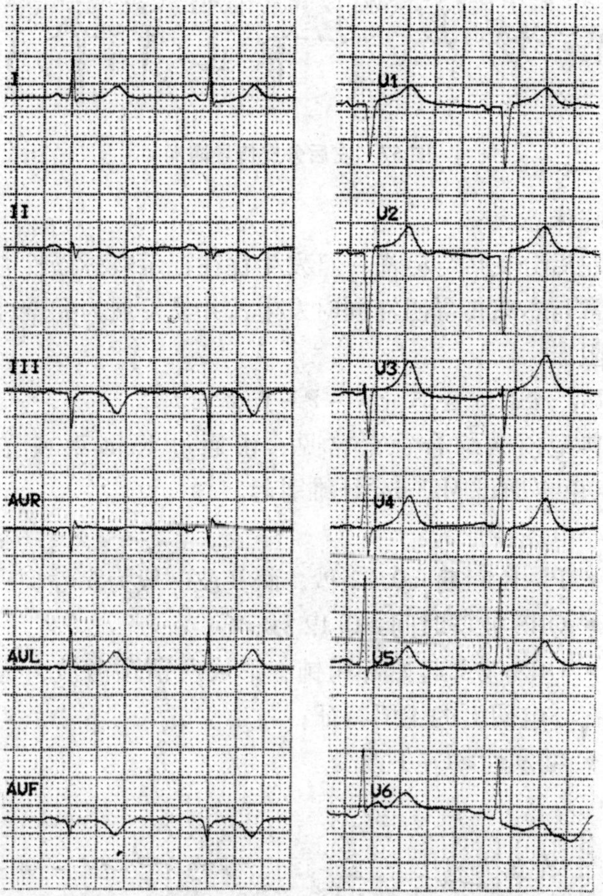

图 56　左前分支传导阻滞。心电轴左偏为 -36°

- Ⅰ、avl 导联呈 rS 型，Ⅱ、Ⅲ、avF 导联呈 qR 型；
- 除外肺气肿、肺心病、右心室肥大、心肌梗死、垂悬型心脏等。

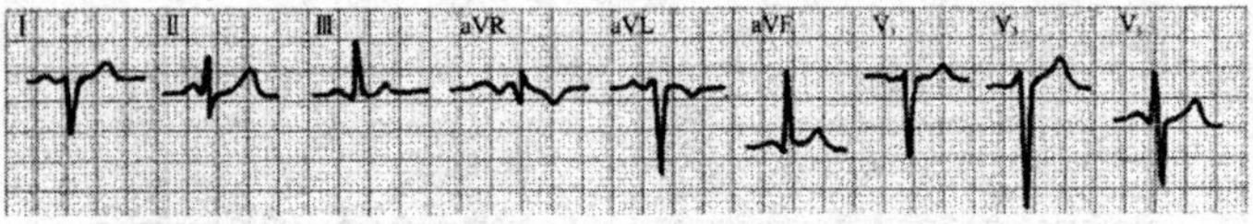

图 57　左后分支传导阻滞

临床意义：

左后分支传导阻滞一旦发生往往提示有弥漫性心肌损害，常与右束传导阻滞同时发生，并易发展为完全性房室传导阻滞。

14. 预激综合征（W－P－W 综合征）

典型预激综合征最常见，由通过 Kent 束或先通过 James 束再通过 Mahaim 纤维引起。

心电图特征为：

- P－R 间期＜0.12 秒，而 P 波一般为窦性型；
- QRS 波群时间≥0.12 秒；
- QRS 波群起始部粗钝，形成所谓预激波，为心室预激在心电图上的主要特征；
- 继发性 ST－T 改变。

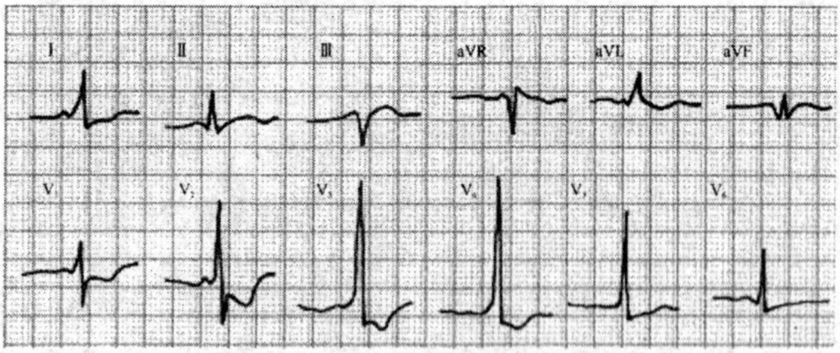

图 58　A 型预激综合征

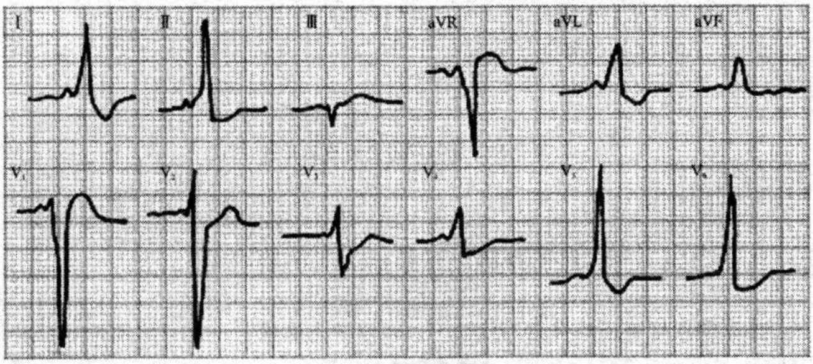

图 59　B 型预激综合征

临床意义：

预激本身不引起症状，但常导致快速性室上性心律失常，少数发作频繁或持久，心率特快以及伴有器质性心脏病者，可发生心力衰竭或休克等严重表现，甚至因心室颤动而突然死亡。心室颤动的发生可能与房颤从旁道下传时心室率显著增快有关。

第四章
问答部分

1. 什么样的人应该做心电图检查

答：首先是患有各种心脏病的病人，都应根据医生的医嘱进行心电图检查。以利对病情进行及时有效地跟踪和监测，为制订治疗方案提供依据。没有心脏病年满60岁的老人也应定期进行心电图检查。因为60岁已进入心脏病的高发年龄段，不论本人有否心脏病的症状，每年都应最少做一次心电图常规检查，以利早期发现心脏病变，做到早发现，早确诊，早治疗。但由于近年来心脏病发病年龄趋向年轻化，三四十岁发生心梗的病例屡见不鲜，所以40岁以上的中年人就应该定期进行体检，其中心电图检查是必不可少的。对于患有高血压、糖尿病、高血脂、高血黏等疾病的患者也必须定期进行心电图检查。因为此类疾病最易合并冠心病。若没有以上疾病，但近期出现心慌、胸闷、气短、左肩及左背部有放射性疼痛或阵发性头晕和晕厥者，不论任何年龄都应该及时做心电图检查以便早期诊断和治疗。对于没有任何症状但长期吸烟、酗酒、肥胖者等心脏病的高发人群也应该定期做心电图检查。

2. 常规心电图极的位置、标志及色码的配置

导联电极位置	电极标志符号	色码	在人体表面的位置
肢体	R	红色	右臂
		L	黄色左臂
		F	绿色左腿
		RF	黑色右腿
胸部（六电极）	C1	红色球	胸骨右缘第 4 肋间
		C2	黄色球胸骨左缘第 4 肋间
		C3	绿色球C2 和 C4 中间第 5 肋间水平
		C4	棕色球左锁骨中线第 5 肋间
		C5	黑色球左腋前线与 C4 同一水平
		C6	紫色球左腋中线与 C4 同一水平

以上给大家介绍的配置情况可以帮助我们在做常规心电图时，了解其电极的位置放得是否正确。因为如果电极安放错误，会产生心电图形失真，影响心电图诊断的准确性。

3. 常规心电图各波型及波段的名称有哪些

答：心电图由 P 波、QRS 波、T 波、U 波、P－R 段、ST 段、Q－T 间期组成，附以下图形即可明了。

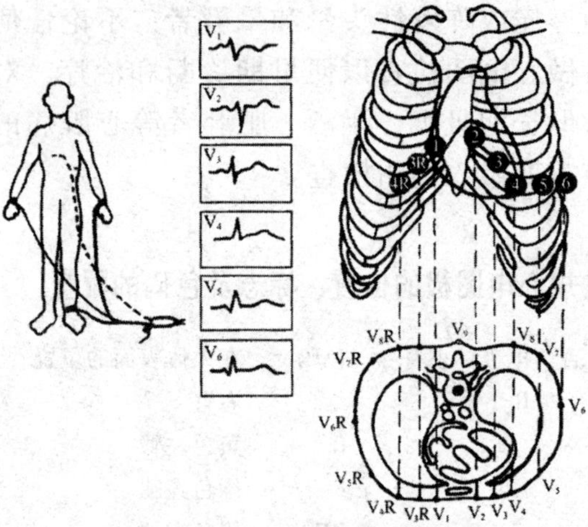

图 60　胸导联电极连接与位置示意图

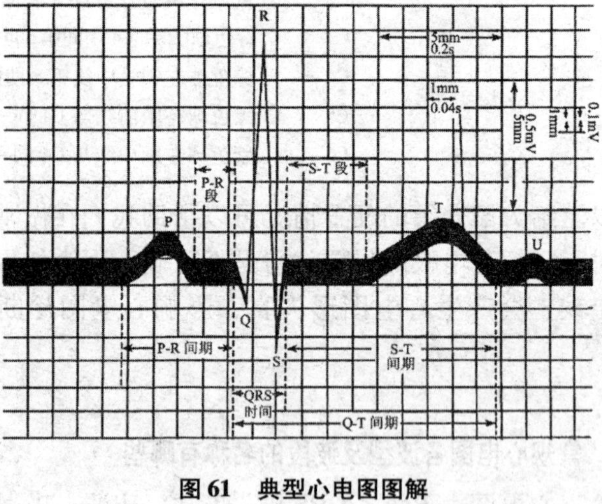

图 61　典型心电图图解

4. 心电图正常就可说明没有心脏病吗

答：不能。因为常规心电图仅能记录到瞬时几秒钟的心电活动，而不能全面反映心脏的电活动情况。有些心脏病或心律失常，如陈旧性心肌梗死、永久性房颤、房室传导阻滞、束支传导阻滞、心房心室肥大、慢性心肌缺血所表现的 ST－T 异常等还基本可以在常规心电图中记录到。而有些心电现象，如各种早搏、阵发性室上性心动过速、阵发性房颤、短阵室速、间歇性束支阻滞及间歇性预激综合征、一过性 ST－T 改变等有动态变化的心律失常及心电变化，则是常规心电图难以全面记录下来的，常规心电图就出现了很大的局限性。心脏病的诊断，还应依靠其他的辅助检查，如 Holter、平板运动试验等，多方面资料才可完成心脏病的诊断，只有这样才有可能保证诊断的正确性。总之，应该紧密结合临床综合分析，不能仅仅根据一份正常心电图就可作出不是心脏病的判断。

5. 心脏病患者为什么应定期复查心电图

答：如同高血压病人需定期监测血压，糖尿病人需定期检测血糖一样，心脏病人也应定期复查心电图。这为的是能及时观察病情变化，如心律是否规整、有何种心律失常出现、ST－T 有何异常或较以往的心电图 ST－T 比较有何动态改变，以及观察药物疗效怎样等。总之能及时为临床医生提供第一手资料，为制订合理、正确的治疗方案提供依据。

6. 只要心电图出现异常，就肯定有心脏病吗

答：不能仅根据心电图异常，就定为心脏病。主要依具体情况进行具体分析。心电图的异常多种多样，是非常复杂的。有些是器质性心脏病所特有的表现，有些则是功能性或心脏外的原因造成的，心电图异常改变仅是心脏病诊断诸多条件中的一项内容。是否患心脏病应紧密结合临床综合分析考虑。如一份频发早搏的心电图可认为是异常心电图，但是绝不能就此诊为心脏病。应结合临床情况，以及早搏的形态，有无伴发症状，ST－T改变等因素判断其是良性早搏，还是恶性早搏。再如，心电图诊为ST－T异常，也不能就此定性为心脏病变。因为ST－T同样受多种因素的影响，ST若下移要仔细观察其形态，若呈水平形成下斜型下移，且下移较深时，病理的意义较大。T波亦如此。T波低平或倒置更易受环境、神经、内分泌、药物及电解质紊乱诸因素的影响。另外，心电图诊断为完全性右束支阻滞、左前分支阻滞、一度房室传导阻滞等，常见于正常人、青年人。所以心电图检查是为临床医生提供诊断心脏病不可缺少的手段之一。

7. 任何一种心脏病都需要做心电图吗

答：原则上是这样。因为心电图目前仍是最简单、最直观、最方便的无创的心脏检查项目，是心脏病尤其是心律失常诊断唯一的、不能替代的首选检查。各种类型的心脏病均可出现各种心律失常，如扭转性室性心动过速及各种快速室性心律失常，心室颤动，心房颤动，房室传导阻滞，双束支、三束支阻滞等比较严重的心律失常可以由心电图记录下来，为临床提示其危重程度及原发病的预后。另外 ST－T 改变也是诊断心肌缺血唯一的无创检查，是诊断冠心病心肌梗死的重要的不可或缺的指标，即使已明确诊断，我们可以从心电图情况获得病情进展和治疗效果的第一手资料信息。心电图的异常改变可见于多种心脏病，但某些改变不具有特异性，所以这种检查对于心脏病患者是必需的而不是唯一的。

8. 心脏病患者就一定会有心悸、胸痛、胸闷等症状吗

答：不一定。因为以上症状可以发生于正常人、亚健康状态人群，也可能发生于植物神经紊乱、更年期综合征、精神心理因素、内分泌紊乱（甲亢、糖尿病等），其心电图可以正常。尽管如此，有此症状的病人，也不能完全掉以轻心，应及时做有关的检查，以排除心脏疾患。

9. 有些病人无心脏不适症状，就说明心脏无病变吗

答：有些心脏病人，平时可能毫无心前区不适症状，但其心电图却出现明显的 ST－T 异常改变，有的已明确诊断为冠心病或心肌梗死（无痛性心梗）。心电图已具备特征性的异常改变，但不伴发相应的心绞痛等症状，称之为无症状性心肌缺血。其原因可能与个体差异有关，由于某种原因使疼痛的阈值改变，使病人对疼痛不敏感。

（1）心肌缺血程度较轻，未能达到疼痛的阈值。

（2）糖尿病人由于周围自主神经的损害，使中枢不感受缺血所致的痛觉。

（3）β－内啡肽增加，降低中枢对疼痛的敏感性。

（4）一些非心脏因素如精神紧张，使大脑皮层易损信号调节障碍以及心脏的传入痛觉有异常所致。

所以临床对于心电图异常改变，而无症状患者，也不能放松警惕，以免误诊。

10. 什么是窦性心律

答：窦性心律即正常心律，是心脏激动起源于窦房结的心律。窦房结则是心脏的最高司令部，正常的心脏兴奋搏动均由此处发放，再进一步经各级传导组织传至心室肌，引起心室肌收缩，它的频率在各级传导组织中居最高，60～100 次/分，节律基本规整。其诊断主要根据心电图上Ⅱ导联 P 波直立，在 avR 导联呈倒置。

11. 窦性心动过速是怎么回事

答：成年人窦性心律频率若大于 100 次/分，一般在 100～160 次/分之间节律规整，即为窦性心动过速。常见于正常运动之后，情绪激动等情况下发生。病理情况可见于发热、贫血、缺氧、休克、急性缺血、心肌炎、心功能不全、甲亢等，也可见于使用阿托品、肾上腺素等药物之后发生。

12. **窦性心动过缓是怎么回事**

答：成年人窦性心律之频率低于60次/分，一般不低于40次/分，即称为窦性心动过缓，常伴有窦性心律不齐。多数情况常见于正常人，如运动员、长期从事体力劳动者和老年人等，这些人心血管状态良好，一般不引起临床症状，就其本身而言，不需特殊治疗，应针对原发病因处理。病理情况下，见于病态窦房结综合征（S、S、S）颅内高压、甲状腺功能低下、阻塞性黄疸、洋地黄过量、应用β-受体阻滞剂等。当心率过于缓慢或者同时存在有心脏病变时，表现头晕、胸闷、心绞痛、心功能不全、中枢功能障碍或者昏厥时，则应给予阿托品、麻黄素或含服异丙肾上腺素等，以提高心率，严重而顽固窦性心动过缓且伴有昏厥症状时，常为病态窦房结综合征表现，应安装心脏起搏器。

13. **窦性心律不齐是怎么回事**

答：窦性心律不齐是指窦房结发出的激动呈现显著不齐，在一次性描记的心电图上，最长的P-P间期之差超过0.12秒（三个小格以上）。临床上最常见于正常青少年，多属生理性反应，后随着年龄的增长逐渐变得不明显。该心律不齐主要受迷走神经张力因素的影响，如给予洋地黄、吗啡治疗，压迫颈动脉窦或按压眼球，可加重窦性心律不齐，相反会减弱迷走神经张力的因素。如给予阿托品治疗，则将减轻窦性心律不齐或使之消失。该心律不齐最多的类型为呼吸窦性心律不齐，它与呼吸时迷走神经张力变化有关。吸气时，肺部扩张，反射性的引起迷走神经抑制，心率增快；呼气时，迷走神经张力增高，心率减慢。屏住呼吸可使心律不齐消失或变得不明显。也有见于病理性的称为非呼吸性窦性心律不齐，其心律变化与呼吸周期无关，多见于冠心病、颅内压增高、脑血管意外，以及洋地黄、吗啡等药物作用时，老年人也常发生此型心律失常。

14. 心电图诊断左心室肥大见于哪些疾病

答：左心室肥大大多是由心室收缩期负荷过重引起的，常见于高血压病、慢性冠脉供血不足，主动脉瓣狭窄、肺动脉瓣狭窄、甲亢、梅毒性心脏病、房室间隔缺损等先天性心脏病，一般心室肥厚与扩张同时存在。左心室肥大的心电图改变主要表现为与左心导联即 V_{4-6} 导联中的 QRS 波电压增高，心电轴偏左，QRS 波时限轻度延长以及 ST－T 改变。心电图对左心室肥大诊断有较大价值，但轻度的左心室肥大时心电图可正常，故应结合临床情况全面考虑。

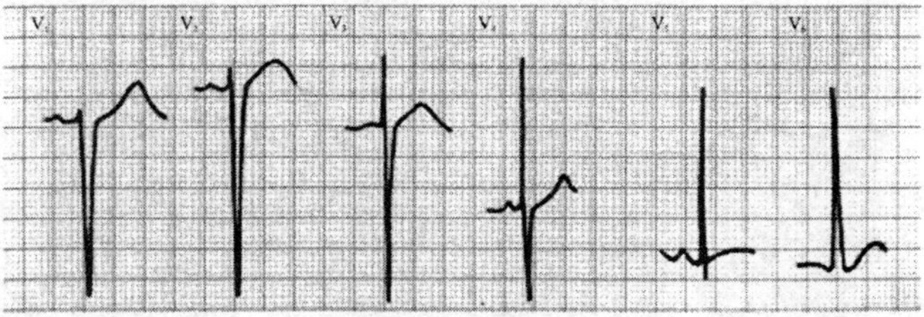

图 62　左心室肥厚

注：$R_{v5}=2.7mV$，$R_{v5}+S_{v1}=5.4mV$。

15. 心电图如何诊断“右心室肥大”，见于哪些疾病

答：因右心室壁厚度为左心室的1/3，当右心室轻度肥大时，不产生心电图变化，只有当右心室肥大到一定程度时，心电图才会有改变，诊断主要根据右心导联如 V_1-2，avR 导联 R 波电压增高，尤其 V_1 导联 R 波 > 1.0mv 以上，V_1 的 R 波 + V_5 的 S 波 > 1.2mv，有明显的顺钟向转位，伴 ST－T 变化。一般来说，心电图诊断右心室肥大的准确率较高，但敏感性差，早期诊断尤为困难，可进一步做心脏彩超确诊。常见于慢性瓣膜病，如二尖瓣狭窄、肺动脉狭窄、慢性肺心病、先心病、法乐氏四联症，还可见于急性肺栓塞，气胸、重症肺炎或其他原因所致的右心衰竭。

16. 心律失常大致分哪几种类型

答：从心电图角度来考虑，心律失常可作以下几种

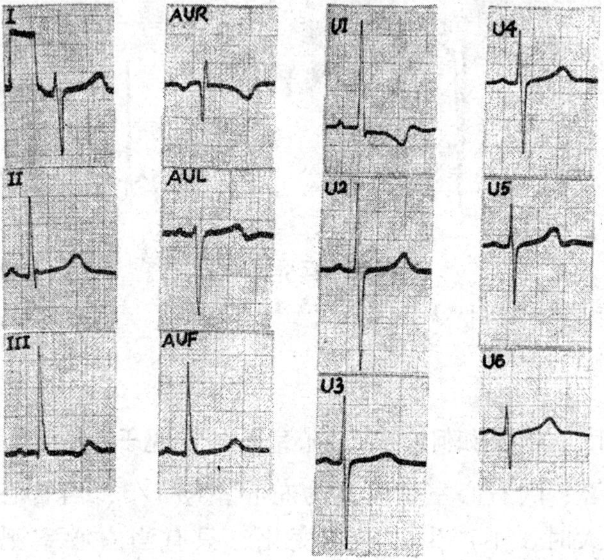

图 63　右心室肥大

分类：

（1）激动起源异常引起的

因心脏搏动起源于窦房结，所以会引起：

- 窦性心动过速；
- 窦性心动过缓；
- 窦性心律不齐。

窦房结以下的节律点：

- 被动性异位心律

房性心律、交界性心律及交界性逸搏心律室性自主心律及室性逸搏。

● 主动性异位心律

早搏（房性、交界性、室性）、阵发性心动过速（室上性及室性心动过速），加速性心室自主心律或交界性心律，心房扑动心房颤动，心室扑动，颤动。

（2）激动传导异常引起的心律失常

● 干扰及干扰性房室脱节

● 心脏传导阻滞

窦—房阻滞，房室传导阻滞（Ⅰ、Ⅱ、Ⅲ度）。室内阻滞（束支、分支阻滞）。

● 房室旁路传导

各类预激综合征。

● 折返性心律

阵发性心动过速、反复心律及反复性心动过速。

（3）自主性异常及传导异常并存

并行心律

● 并行性自搏心律：房性、交界性、室性；

● 并行性心动过速；

● 双重性心动过速。

一个节律点位于心房，交界区或心室，另一节律点位于不同部位，如房性心动过速合并窦性心动过速。

异位心律并外出阻滞。

扑动或颤动。

人工起搏器引起的心律失常。

轻松合理选择心脏心电检查

17. **什么是早搏，常见的早搏有几种**

答：早搏也叫期前收缩，即在窦房结以下某一异位起搏点的自律性增高，不待窦房结的激动到达，该部位就抢先发出激动来引起一次心脏搏动，它可以发生在窦性心律中，也可发生于心房颤动或其他异位心律的基础上，我们按期前收缩的起搏部位分为“室性”、“交界性”、“房性”。最常见室性及房性，我们以室性早搏为例，常分作以下几种：

（1）单源性

室性早搏在同一导联中偶尔（早搏与前一心搏的间距）相等，QRS 形态相同，说明其起搏点位于同一部位。

（2）多形性

同一导联中偶尔相等，QRS 形态不同，说明该异位起搏点位于同一部位，但其下传的传导途径则不同，速度也不一，所以 QRS 形态异样。

（3）多源性

同一导联中，偶尔不等，QRS 波形态不同，说明异位起搏点位于心室的两处以上，一般认为此类早搏多见于器质性心脏病。

（4）并行性

此类早搏表明心脏内除了窦房结发出的激动外，同时存在另一个异位起搏点，只要其发生在心室肌的反应期，即可引起一次异位的 QRS 波。其特点为偶尔不等，QRS 形态相同或有融合波（QRS 形态介于早搏与正常心动

QRS 波之间)，异位波型之间的间距相等或有一个公约数，该公约数即为并行收缩的周期或周期倍数。

18. 出现早搏就说明有心脏病吗

答：不一定都是心脏病。因为早搏可发生于任何年龄，老年人较多见，也可见于正常人，更可见于有器质性心脏病的患者。为什么会产生早搏？临床中常见的原因有以下几点：

（1）心肌炎的炎性病变或炎症后遗留下的疤痕。

（2）心肌缺氧。

（3）因为心肌坏死或长期缺血引起的心肌纤维化。

（4）心肌中毒性素损害（细菌毒素或药物），如洋地黄过量等。奎尼丁和普鲁卡因酰胺是治疗心律失常的常用药物，过量时也可引起早搏。

（5）充血性心力衰竭（如风心病、肺心病）。

（6）电解质紊乱，特别是低血钾病。

（7）心肌兴奋药物使用过量，如肾上腺素、异丙肾上腺素、去甲肾上腺素、咖啡因、吸烟、饮酒、喝茶等，以上拟交感神经药物。甚至采用滴鼻、雾化吸入的方法，也可诱发早搏。

（8）心肌机械性刺激，如心导管检查对心壁的直接刺激，以及手术中对心脏的按压、牵拉等。

（9）心腔内局部压力的变化

（如心导管检查时）大多数患者尽管每次早搏发作的诱因不一，但是搏的形态却完全相同，甚至多年反复检查心电图，其形态不变，说明起源于同一个部位，可见在心肌中存在着严格定位的异位兴奋点。此外，临床中可以在正常人群及亚健康状态的人群中，早搏的现象更是屡见不鲜。当神经系统对心脏的调节发生障碍时，由于交感神经或迷走神经之一占优势，异位兴奋点（早搏起源点）的兴奋性超过了正常窦性节律点便出现了早搏。交感神经活动占优势时，可直接提高异位起搏点的兴奋性而引起早搏。相反当迷点神经活动占优势时，则可降低窦房结的自律性，使异位起搏点的兴奋性相对变强，也可引起早搏。临床上可见有些患者因情绪激动或睡眠不好而诱发早搏。有些人的早搏具有明显内脏反射性联系，如刺激气管、支气管，或手术中牵拉肺、胃、肠、肠系膜等。有时早搏的发生与腹胀、便秘有关。胆管结石、泌尿道结石发生绞痛时，也可诱发早搏。以上均说明神经功能性因素对于早搏的发生有重要的影响。所以我们说出现早搏不见得均是心脏疾患。

19. 什么样的早搏应该引起我们重视

答：一般来讲，偶发的早搏或发生早搏多年而无症状者，大多无重要意义。如果是频发的、多源的、成对的，或成串的早搏，多提示有病理意义。有的人出现早搏的伴发症状如眩晕、黑朦、晕厥、胸闷等也应引起充分注意，应去医院进一步诊查。另外，早搏之 QRS 呈何种形态也应足够重视。如早搏之 QRS 呈低矮、宽大、畸形严重出现明显切迹、钝锉，其时限 >0.14 秒，这种早搏起搏点位置较低，多属于恶性早搏。另外，偶尔间期极短的早搏，如形成“RonT”（早搏QRS落在前一心搏的T波之上），也应重视。若有原发病较严重的如急性心肌梗死、急性心肌炎、心肌病、药物毒性反应、心衰等出现频发的如以上提到的早搏时，常预示可能发生严重的后果，必须予以足够重视和治疗。

20. 心电图诊断室性早搏二联律、三联律是心脏病吗

答：室性早搏二联律亦称交替性室性早搏，指室性早搏与窦性心搏交替出现，是一种有规律的频发性早搏。三联律也是一种有规律的频发性早搏。指每一个基本心搏后出现一对室性早搏或每两个基本心搏后出现一个室性早搏，而且，连续出现三次以上。以上情况可见于器质性心脏病变，也可见于正常人及各种心脏病以外的病变患者，对诊断心脏病无特异性价值，应结合临床综合评价。

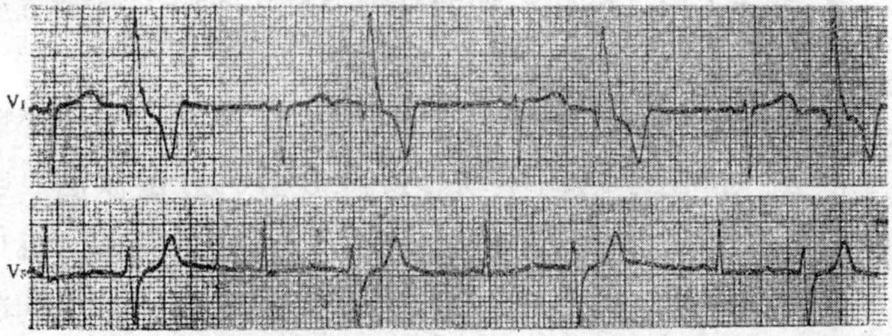

图64　激动发自左心室的室性期前收缩

注：各导联每隔一个窦性激动QRS波群后即出现一室性期前收缩形成二联律。V_1 导联QRS波群的形态呈aR型，而 V_5 导联呈rS型终末向量部都增宽。

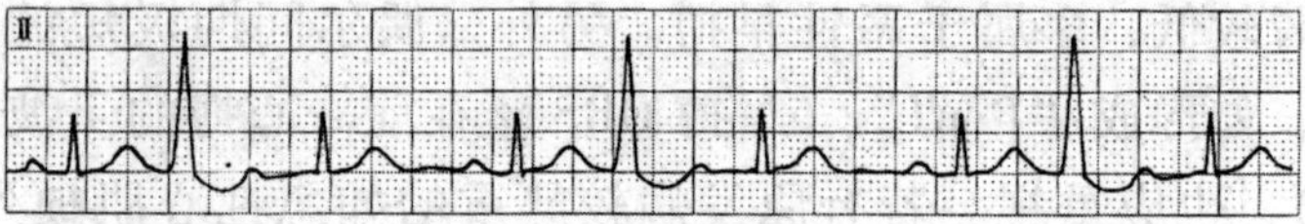

图 65 插入性室性期前收缩（第 2、5、8 个 QRS 波群）

21. 阵发性室上性心动过速一定是心脏病才会发生吗

答：这种心动过速是指希氏束以上的快速而节律规整的心动过速。其发作与终止大多突然，多为折返引起。无论是哪种类型的阵发性室上性心动过速都应有以下特征：

- 相当于一系列连续快速的房性或交界性早搏（连续 3 次或以上）其频率为 150～250 次/分，节律一般绝对匀齐、规则；
- QRS 形态时限正常，也可以伴室内差异传导而使 QRS 增宽畸形；
- ST－T 可无变化，但发作时 ST 下移和 T 波倒置亦不少见。

出现这种心动过速不一定是心脏病，而且常见于心脏属正常者。常由于情绪激动、过度疲劳、过量饮酒、吸烟、饱餐，可见于任何年龄，以 20～40 岁更多见。也可见于预激综合征、肺心病、急性感染、低血钾、缺氧和洋地黄中毒，如阵发性房性心动过速可多见于心肌梗死。这种心动过速的复发率，及每次发作持续时间不同，多者每天发作几次，少者一年偶尔发作一次。目前治疗方法除药物外，还可用射频消融术介入治疗，比较彻底。

22. 心房颤动是怎么回事，有房颤就一定是心脏病吗

答：心房颤动是最常见的心律失常之一，可发生于有器质性心脏病患者，如风湿性心脏病、冠心病、高血压性心脏病、充血性心力衰竭、甲状腺功能亢进等。也可发生于心脏结构正常者。它的主要危害是心室率不规则和快速心率造成的血流动力学障碍，心肌得不到充分的血液供应，使血栓易脱落造成栓塞，多引起脑栓塞和肺栓塞及肢体动脉栓塞。心房颤动是心房不规则的紊乱的电活动，频率在450~600次/分以上，分为阵发性、持续性、永久性心房颤动三种。

（1）阵发性房颤

发作能够自行终止，持续时间可以是数秒钟至数天。

（2）持续性房颤

发作后不能自行终止，但经过药物或电复律治疗能够恢复窦性心律的房颤，一般发作持续一周以上。

（3）永久性房颤

各种治疗手段均不能终止房颤。有房颤发生不一定意味着有器质性心脏病存在。有报道称，约有8%~20%的房颤患者没有心脏病和其他导致房颤的因素，叫特发性、孤立性房颤。房颤的致残率和死亡率明显增高，其中死亡率为一般人的两倍，主要与其基础心脏病的加重、动脉栓塞及脑卒中有关。脑栓塞的发病率为无房颤者的5倍。房颤的临床表现取决于心率快慢和基础心脏病的具体情况。如慢性房颤心率不快时，患者可无症状。而阵发性房颤或

心室率快的房颤常有心悸、胸闷、气短、不安、头晕，严重者可出现休克、心力衰竭、心绞痛或晕厥等。房颤目前以药物治疗为主，如控制心室率的胺碘酮、索他洛尔等，抗凝的有华法令、阿司匹林等，其次有同步电复律、射频消融术、手术治疗。房颤的诊断一般要依据心电图或动态心电图。由于先有阵发性房颤，然后演变为持续性房颤，最终发展为永久性房颤，所以需要在较早阶段进行治疗和预防，就能避免房颤向下一阶段发展。

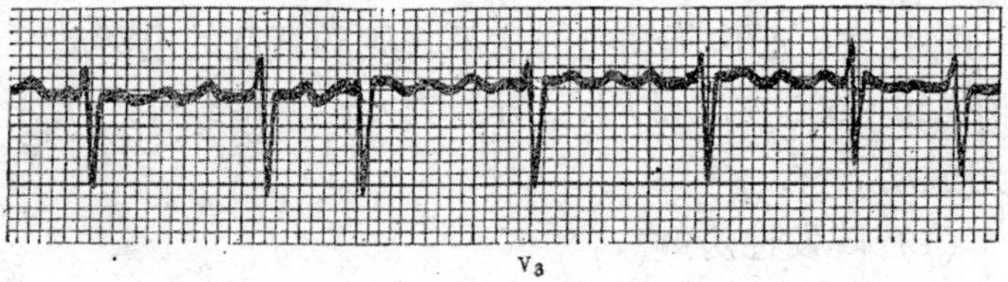

图 66　心房颤动

23. 心室颤动意味着什么

答：心室颤动是致命的心律失常。心室颤动是指心脏收缩时心室处于连续快速、不协调的蠕动状况，也常是患者心脏最终的运动状态。患者一出现心室颤动，立即意识丧失、抽搐，随之呼吸停止，如果不能在数分钟内恢复血流动力，患者多不能得到挽救，大部分心脏性猝死的成人都是由于室性心动过速最终引起室颤导致死亡。室颤若持续 4 ~6 分钟，可引起不可逆的大脑损害，8 分钟内若缺乏生命支持治疗措施，复苏和长时间存活几乎不可能。冠心病是室颤最常见的病因。对于室颤，应分秒必争地进行抢救。除了电除颤外，心肺复苏也很重要，复苏后应积极进行病因的治疗，早期发现和治疗恶性心律失常，尽量消除室颤隐患，如改善心肌缺血，停用导致心律失常的药物等。

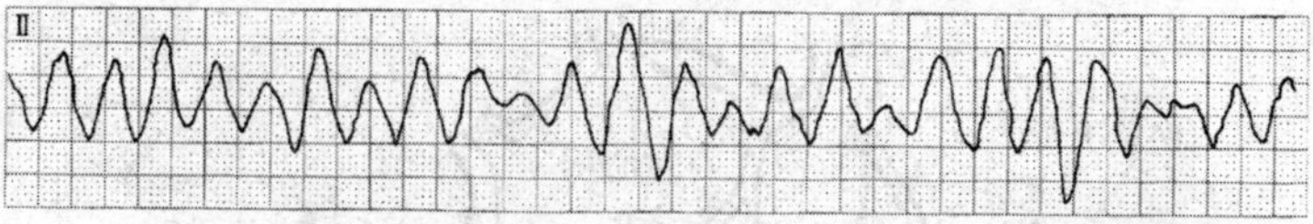

图 67　心室颤动

24. **什么是心脏的传导组织**

答：所谓传导阻滞，就是心脏传导组织发生障碍。这种组织是一种特殊分化的心肌纤维，是传导心脏兴奋和调节心脏节律性跳动的机构。主要包括窦房结房室结、房室束和浦氏纤维。

窦房结：

兴奋性最高，可以自动发放节律性冲动，正常心脏跳动就是在这里发起的，所以也叫起搏点，正常心律即窦性心律。

房室结：

位于房中隔下部，正常心脏兴奋由窦房结产生后，沿结间束传到房室结，经短暂延搁，再沿房室束及左右束支及浦氏纤维，传导到心室。心脏兴奋传导速度是很快的，浦氏纤维最快。在房室结传导速度则较慢，有延搁，对心脏完成它的机能有重要的生理意义，因为它使心室收缩迟于心房，使心房血液能充分流入心室，使心室在收缩前有足够的血流充盈。兴奋通过房室结后，沿房室束及浦氏纤维向心室肌传导。在某些病理情况下，心肌兴奋传导发生障碍，便成为传导阻滞。

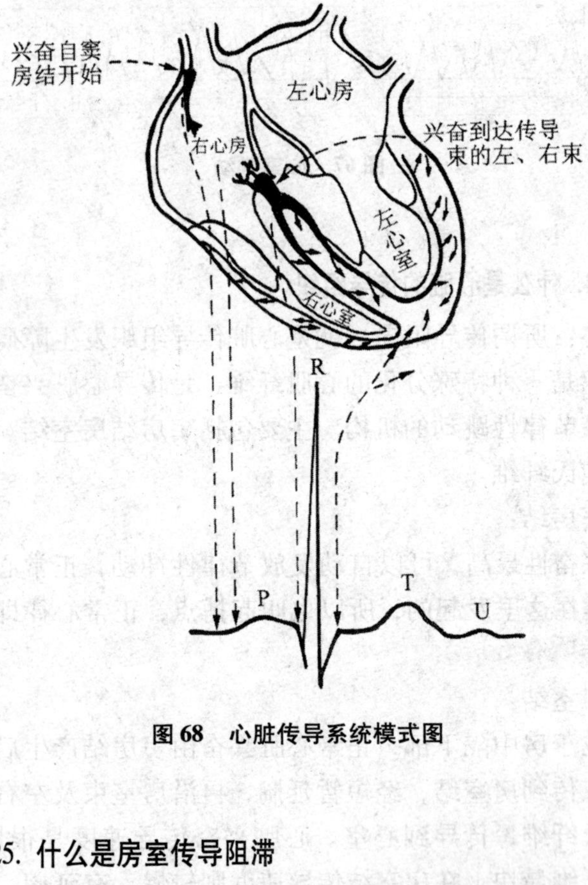

图 68　心脏传导系统模式图

25. 什么是房室传导阻滞

答：心肌激动从心房传到心室的过程中异常延迟，或者有部分或所有激动不能通过传导组织到达心室，称为房室传导阻滞。其共分为三度：

Ⅰ度房室传导阻滞：

即心房—心室的激动传导时间延长，P－R间期＞0.21秒，但每个心房激动都能传入心室，即窦性P波后均伴有QRS波。

Ⅱ度房室传导阻滞：

心房激动一部分传入心室，另一部分不能下传，心电图上表现的P波后没有QRS波群（心室脱漏），传导阻滞的程度可用传导比例来表示：P波与QRS波可呈2:1、4:3等不同比例下传，例如3:2即表示3次心房激动只有2次传入心室，有1次不能下传。Ⅱ度房室传导阻滞又可分为“莫氏型”和“文氏型”。

高度房室传导阻滞：

指房室传导比例呈3:1或3:1以上者（连续2个或2个以上的P波后无不继有QRS波群），表示传导病变较前二型加重。

Ⅲ度房室传导阻滞：

指所有心房激动均不能下传心室。心室激动则由阻滞部位以下的异位起搏点控制，形成房室分离，产生逸搏心律。逸搏性心律（被动心律）由其所在的起搏位置决定。例如，由交界性起搏的逸搏或心律为交界性逸搏心律。位于心室的叫室性逸搏心律。

房室传导阻滞可以是暂时的，也可以是永久的。Ⅰ度和Ⅱ度可见于正常人迷走神经张力过高，更多见于心肌炎、冠心病、先心病、β－受体阻滞剂应用等。Ⅱ度Ⅱ型和Ⅲ度阻滞常见于冠心病、扩张性心肌病、克山病、先心病或原发性传导系统退行性病变。一般来说，Ⅰ度和Ⅱ度文氏型的阻滞，程度较轻，Ⅱ度Ⅱ型以上较重，往往需要安装起搏器。如冠心病、原发性传导系统退行性变、扩张性心肌病以及其他一些慢性器质性心脏病所致的房室传导阻滞常常是不可逆的或永久性的。此类病人往往有症状，有猝死的危险，所以需要安装人工心脏起搏器。

26. 什么是束支传导阻滞

答：激动在房室束分叉以下部位发生传导阻滞，分为左束支和右束支阻滞。临床上以右束支阻滞较为常见，因为右束支细而长，由单侧冠状动脉供血，不应期又长，所以易发生阻滞。当右束支阻滞时，激动经左束支下传，心电图上右心导联（V_1－2 导）QRS 波主波变为向上，多呈 M 型，且 R’＞R，QRS 前半部分接近正常，后半部分的 R’宽大，QRS 时限＞0.12 秒，且伴有 ST 压低，T 波倒置。左束支粗而短，由双侧冠状动脉供血，不易发生阻滞，若发生阻滞，多为器质性病变所致。左束支阻滞时激动由右束支下传，由于左心室壁厚，故 QRS 时限比右束支阻滞时延长更为明显。QRS 时限＞0.12 秒。Ⅰ、V_5、V_6 导 q 波减少或消失，而呈现宽大或有切迹的顶部粗钝的 R 波，在 R 波为主的导联 ST 压低，T 波倒置。左束支阻滞多见于冠心病、主动脉瓣病变心肌炎、心肌病等，预后较差。

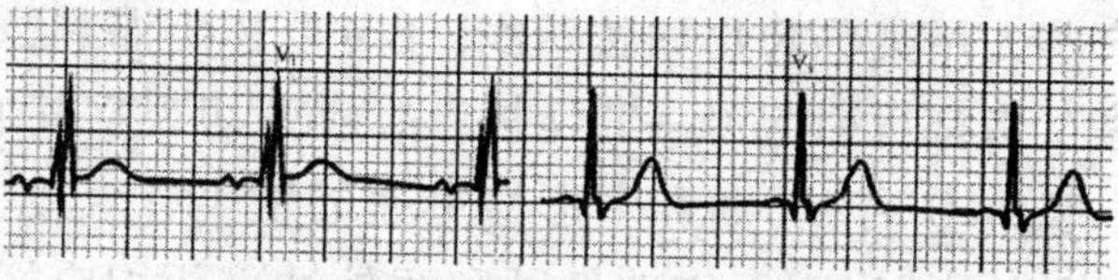

图 69　完全性右束支传导阻滞

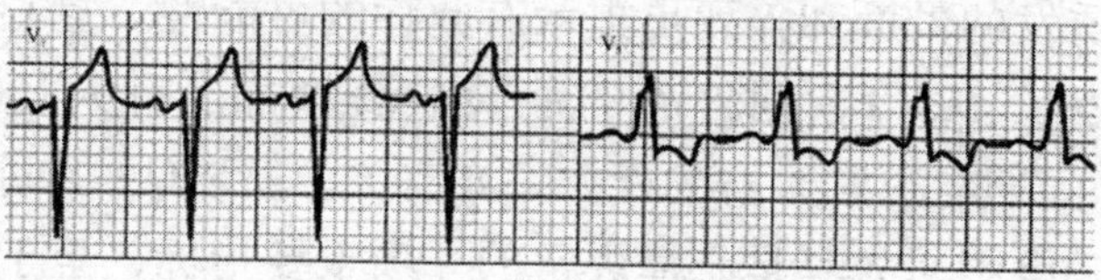

图 70　完全性左束支传导阻滞

27. 完全性右束支阻滞时，是否说明心脏有器质性病变

答：不一定。右束支阻滞，临床常见于正常人，可能由于它本身解剖结构细长，仅由一条血管供血，所以易发生阻滞。也可见于风湿性心脏病的二尖瓣狭窄，先心病的房间隔缺损，肺心病或冠心病、心肌炎、心肌病等。

28. Q－T 间期延长或缩短常提示什么

答：Q－T 间期代表心室除极和复极所需的时间总和即 P 波起始至 T 波结束。它与心率的快慢密切相关，心率越快，Q－T 间期越短，心率越慢，Q－T 间期越长，女性较男性稍长。Q－T 间期正常范围为 0.32～0.44 秒，超过此范围即称为 Q－T 间期延长，可引起心室肌传导性、自律性异常，使心室易损期延长，可以诱发各种室性心律失常。有些人用某些药物如胺碘酮，β－受体阻滞剂，或电解质紊乱者都可引起Q－T延长，故应密切观察其Q－T变化，长的Q－T间期和多形性室速的发生有直接关系。如40岁以下就出现发作性晕厥和意外性猝死均应怀疑为长Q－T综合征。尤其是儿童和年轻人，运动、情绪、激动所诱发的晕厥和猝死更提示有此症的可能性。冠心病人如伴发长Q－T，则猝死的危险显著增加。有人还认为Q－T间期与正常人群的死亡率亦有关。所以Q－T间期已作为心电图，尤其是心律失常的一项重要指标，至于它的更多的临床意义尚在进一步探讨之中。Q－T间期缩短，主要见于心率快和电解质紊乱患者，如高血钾、高血钙、洋地黄作用等。

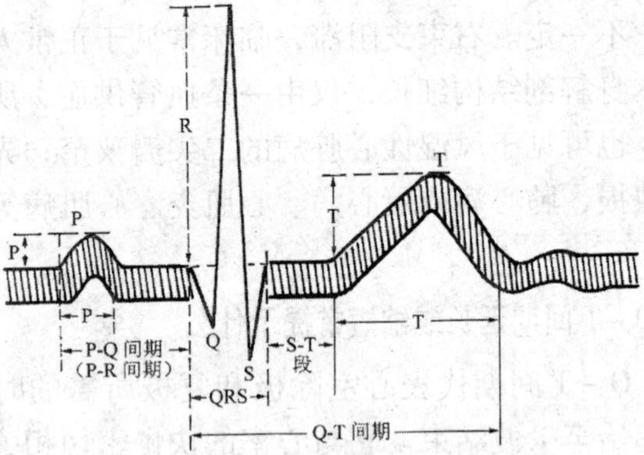

图71　心电图各波时间和振幅的测量方法

29. 急腹症患者为何会出现类似心绞痛症状和心电图异常改变

答：有些急腹症（胆囊炎、胆石症、急性胰腺炎等）可能会出现类似心绞痛的症状，如胸憋、胸痛、上腹痛等症状，在心电图上可出现心率加快，心律失常，或 ST－T 异常改变。可能由于内脏的痛觉反应在相应的脊神经分布区域与心绞痛相近所致，所以在临床中应详细了解病史，鉴别诊断，而不应轻易根据心电图有某些异常改变就下心脏病的结论。

30. 服用洋地黄类药物的患者需要常查心电图吗

答：应该定期检测心电图。因为服用洋地黄类药物时，除了可以出现洋地黄效应的心电图改变，如，除 Q－T 间期缩短，ST－T 呈鱼钩样改变外，还可出现过量和中毒的表现。如，病人出现恶心、呕吐及各种心律失常，其中以早搏最为多见，其次是传导阻滞，包括房颤合并房室传导阻滞，束支传导阻滞，也可能合并其他严重的心律失常，常危及患者的生命。所以应定期检查，及时发现以上的心电图变化，能为临床医生提供诊断和治疗的有利时机，避免延误治疗。

31. 心肌梗死病人的心电图一定出现Q波吗？出现Q波就一定是心肌梗死吗

答：心肌梗死的心电图中不一定都出现Q波，相反出现Q波也不一定说明就有心肌梗死。首先应判断该Q波是正常Q波还是坏死性Q波。如果在不应该出现Q波的导联上出现了又深又宽钝的Q波，我们叫异常Q波或QS波，即坏死性Q波（心肌由于缺血、缺氧，形成透壁性心梗）。临床中常见于心肌梗死，有些心肌梗死病人心电图则不一定出现坏死性Q波，称为无Q性心梗。如心内膜下心梗，但均有ST－T的显著显常。无Q性心梗更多见于多支冠状动脉病变，且有多次梗塞的倾向。一些非梗塞性心肌损伤，诸如，急性心肌炎、心包炎急性代谢性心肌损伤、心脏外伤及心脏肿瘤等也可损伤心肌，但这一部分心肌并未坏死，当上述因素消除后，即可恢复电活动，因此Q波是暂时性的或称为可逆性Q波。非梗塞性Q波是最常见的异常Q波之一，是指非心肌梗死而出现的病理性Q波。临床报道，约有20多种疾病可出现非梗塞性Q波，包括横位心、左或右心室肥大、显著肺水肿、急性肺栓塞、肺心病并发呼吸道感染、预激综合征、心肌炎，各型心肌病，严重心肌缺血，损伤等。临床上易将这些非梗塞性Q波误诊为心肌梗死，造成治疗错误，因此，认真鉴别非常重要。无Q性心梗，仅有ST－T改变时，需要与一般心肌缺血、早期复极综合征、急性心包炎、脑出血疾患、电解质紊乱、药物影响等情况鉴别，应结合临床其他指标及心肌酶改变来明确诊断。

32. 心电图诊断T波低平、倒置，是心肌缺血吗

答：若心电图中T波电压低于0.2mv（2个小格）时或低于同导联R波1/10时称为T波低平。低平的T波降至基线以下呈负向波时，称为T波倒置。若T波低平或倒置发生在avR导联，Ⅲ导联则无临床意义。在avF导QRS主波向上时，T波低平（只要不倒置）属于正常。在成人的V_1V_2导也可倒置，在V_3导一般应直立，偶尔可倒置，但不应超过0.2mv。引起T波低平、倒置的原因众多，十分繁杂，如，T波可以有正常变异（早期复极综合征，体位因素，幼稚型T，过度换气）。心外疾患，如内分泌紊乱、急腹症、脑血管意外、低温、餐后T波异常、电解质紊乱、药物作用等。另外，还有继发性T波改变，如束支传导阻滞、预激综合征、心动过速后的T波改变，心血管神经官能症等，所以看待T波改变，我们应该具体情况具体分析，不能妄下结论，仅发现T波异常就定为心肌缺血。

33. 什么样的T波称为冠状T

答：大多数倒置的T波形态无特殊性，如果T波倒置较深，双支对称，底端尖锐，高度提示心肌缺血，我们习惯称之为“冠状T”，所以一旦心电图出现这种T波，临床应引起高度重视，常提示冠状动脉供血不足。

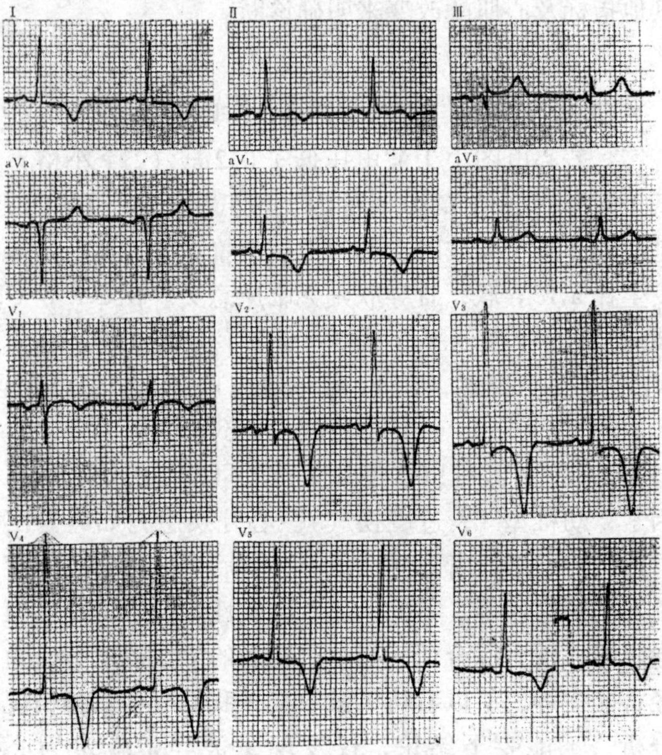

图 72　慢性冠状动脉供血不足心电图一例

T 波表现对称型倒置较深

34. 什么叫“RonT”现象，有何意义

答：早搏之 QRS 波落在前一心搏的 T 波之上，据 T 波顶峰前 0.03 秒左右。说明此早搏的偶尔极短，T 波峰峰前 0.03 秒一般认为是心室的易损期。若落在此期内的

早搏易引起室性心动过速和室性颤动，若早搏呈频发，成对的、多源的，伴Q－T延长的，则危险性更大。“RonT”现象在临床上分为两型，“A型”是指发生在Q－T间期正常者的“RonT”，临床上较为少见。B型是指发生在Q－T间期延长基础上的“RonT”现象，其发生是由于某些不正常的临床情况，如心肌缺血、高度房室传导阻滞中的心动过缓、胺碘酮等药物的应用，低血钾、颅内损害等可使心肌的复极延长，超过室性早搏的偶尔间期造成此现象。这种早搏易引起多个折返，而出现室性心动过速或室颤等恶性心律失常，所以临床应予以重视。但也有人发现在普通人群中也可出现这类警戒性心律失常，经长期随访，并不能证实有发生猝死的高度危险性，因此需紧密结合临床综合分析。

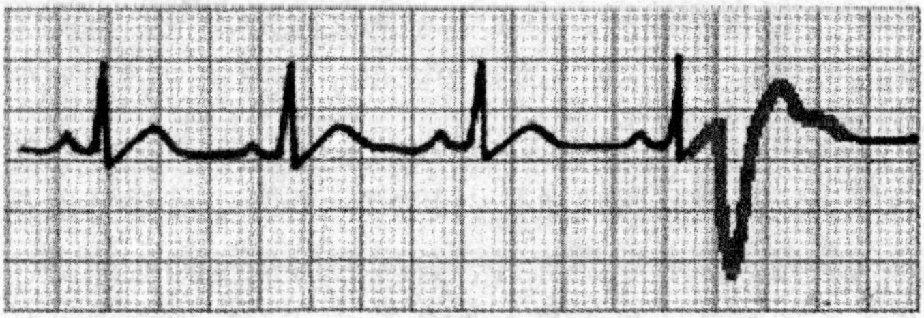

图73 R'onT

35. **心电图中ST段改变能说明存在冠心病吗**

答：不能仅根据ST变化即诊为冠心病。一般来讲ST段在心电图的任何导联的下移均不应超过0.05mv（半个小格），对于下移的 ST 段应注意观察其下移的形态如何，即呈水平型，近似水平型，还是下斜型或上斜型、鱼钩状等，这点很重要，即各有不同的临床意义。如 ST 呈水平型或下斜型下移多由于心肌缺血引起，常见于冠心病、心肌病、心肌炎、心室肥大，尤其是下斜型下移，更能说明心肌缺血，损伤的程度较重，下移越深则阳性意义越大。

ST 段抬高根据形态可分为凸面向上、凹面向上和斜直形三个类型。

（1）凸面向上（弓背向上）抬高多见于急性心肌梗死的进展期和演变期，高钾血症、急性心肌炎有时也可出现弓背向上 ST 抬高。

（2）凹面向上抬高，多见于心包炎、早期复极综合征（心肌本身无病变，也无明显心外病变可解释的 ST 提高）。

（3）斜直型抬高，多见于左束支阻滞、左心室肥大引起的右胸导联 ST 抬高。前两类多见于病理状况，即原发性 ST 异常，第三种则多为继发性改变。综上所述，ST 改变的病因繁多。显然心肌缺血是引起 ST－T 改变最常见也是最重要的病因。除心肌缺血外，许多心脏病变如心肌炎、心包炎、心肌病、心外病变，如急腹症、内分泌疾患、脑血管意外、电解质紊乱、药物作用，甚至功能病变和正常变异均可引起 ST－T 改变。多数病因引起的 ST 改变并无特征性表现，因此 ST 异常改变的诊断必须密切结合临床资料，再辅以必要的特殊检查，才能作出正确判断。

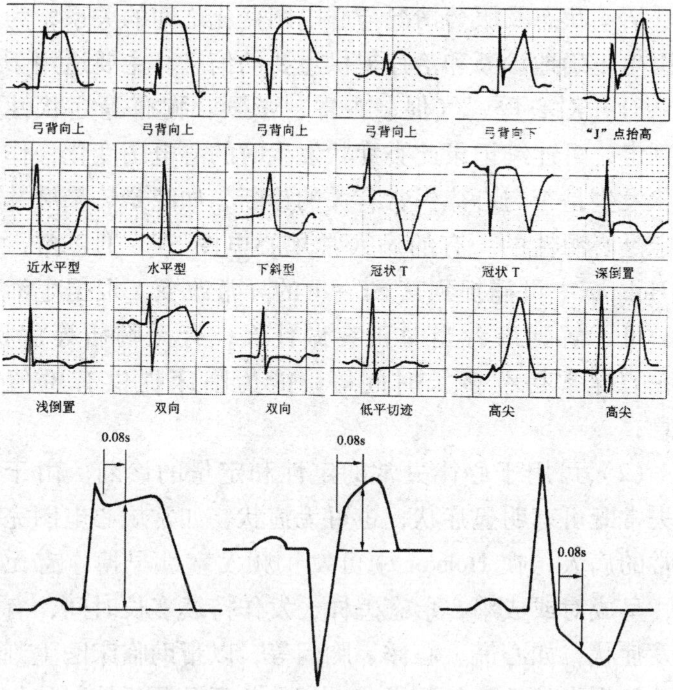

图 74　S－T 及 T 波异常分类

36. 什么是动态心电图（Holter），哪些人需做此项检查

答：动态心电图是指连续记录的 24 小时或更长时间的心电图，可提供受检者 24 小时的动态心电活动信息，现在已是临床广泛使用的无创性心血管病诊断手段之一。因可检测到常规心电图检查不易发现的一过性异常心电图改变，还可结合分析受检者的日志记录，明确病人的症

状、活动状态及服药情况与心电图变化之间的关系，为临床医生正确地诊断和治疗提供重要的信息。主要适用于：

（1）对心悸、气促、头昏、晕厥、胸痛等症状性质的判定，可连续记录此类症状发生时的心电图变化，作出症状发生是否与心律失常有关的诊断，如眩晕、晕厥并不一定是心源性的。有的病人常规心电图 ST－T 正常，但在 Holster 中可捕捉到其 ST－T 的异常改变，根据生活日志，可了解到患者当时正在做什么，有无胸痛等症状。ST－T 异常持续多长时间等，能为临床提供有价值的信息；

（2）可用于心律失常的定性和定量的诊断。由于心律失常既可有明显症状，也可无症状。如常规心电图完全正常的病人，在 Holster 中可发生频发室性早搏，有无联律，呈成对或成串，形态怎样，发作持续多长时间，有无伴发症状，如心慌、心悸、胸闷等，以帮助临床医生判断该心律失常的性质与原发病之间的关系及预后情况如何；

（3）用于心肌缺血的诊断和评价，尤其是发现无症状性心肌缺血的重要手段，有的病人一般情况下无胸痛、胸憋等症状，但在劳累或餐后有典型发作，这种情况只有在 Holter 检查时才能适时观察其症状发作即时心电图有何变化。需要提及的是无痛性心肌缺血的诊断需在确诊为冠心病的前提下，Holter 记录到 ST 段显常而无胸痛症状时，才能成立；

（4）对心脏病人预后的评价，通过观察复杂的心律失常等指标，判断心肌梗死后病人及其他心脏病人的预后；

（5）用于选择安装起搏器的适应征。如有的病重患者发生严重的房室传导阻滞，或窦房阻滞，窦性停搏，往往发生于休息时，或睡眠时，常规心电图往往不可能遇到。所以需要及时做 Holter，以便及时发现以上心律状况，并能清楚判断长 P－P 间期具体长达多久，房室传导阻滞的程度及频度，以利医生适当选择起搏器。在佩带起搏器后也应定期复查 Holter，以评定起搏器的功能怎样，或及时检测出与起搏器有关的心律失常；

（6）也可用于医学科学研究，流行病学的调查。如正常人心率、生理变化范围，宇航员、飞行员、驾驶员心脏功能研究和测定。评定心脏病人日常生活能力如何，使医师对患者日常活动、运动方式、运动量、情绪活动等作出指导。另外，动态心电图对 ST 段变化的检测方法有很大改进，如增加导联可了解更为广泛的心壁供血情况，可记录到 ST 段下移的形态、幅度，ST 下移的阵次、总时间、总面积。但动态心电图不能作为诊断心肌缺血的首选方法，但对于不能做运动试验者在休息或情绪激动时有心脏病症状者，及怀疑有心绞痛者，动态心电图不失为一种简便的无创诊断方法。

37. 动态心电图与常规心电图有什么不同

答：常规心电图仅能记录瞬时的几秒钟心电活动，不可能全面反映心电变化。尤其对一些心律失常的诊断，局限性很大。而动态心电图则能连续记录 24 小时或更长时间的心电活动，为早期发现某些心脏疾患，减少误诊率，为临床医生正确地诊断和治疗提供全面的系统的心电资料。

38. 什么情况下应该做平板运动试验

答：平板运动试验是运动试验诊断冠心病的方法之一，临床上应用广泛。主要用于：

（1）怀疑冠心病、心绞痛的患者，另外也可用于不明原因胸痛的鉴别，早期检出隐匿性冠心病。所有胸憋、胸痛、心悸等症状的患者，为了明确诊断可以首选此类无创的平板运动试验。

（2）对于有心律失常，尤其是怀疑与心绞痛有关的各类心律失常。在运动试验后可判断心律失常的同时是否伴有运动量加大时的心率增快，或同时伴有 ST－T 异常改变。

（3）冠心病患者有条件的也可以定期做平板运动试验的复查，以对自己的心功能进行评价，以明确自己平时能够耐受多大的运动量、工作量。

（4）对陈旧性心梗病人，可以评价其心功能怎样及体力耐受力如何，间接评价预后，如陈旧心梗病人在运动试验中 mets <6，血压收缩压 <140mmHg，有 ST 压低，诱发出心绞痛，出现室性心律失常等，一般常提示预后较差。

（5）通过平板运动试验可以评价有些症状发生的原因，如心悸、晕厥等。

（6）通过平板运动度试验可观察早期稳定性高血压（主要指舒张压）。因为有报道认为，运动中舒张压若升高 10mmHg，五年后有 1/3 可能发展为静息高血压。

（7）通过平板运动试验，可以对冠心病人的内外科治疗疗效、抗心绞痛药物的疗效、抗心律失常药物的疗效及洋地黄药物等进行评价。

（8）对危险工作性质的人员心功能的评介，如运动员、飞行员，人寿保险等。

39. 什么人不宜做平板运动试验

答：• 心肌梗死急性期，或有并发症；

• 不稳定心绞痛，初发性劳力型心绞痛、恶性劳力型心绞痛、心梗前状态；

• 严重心律失常者，如Ⅲ度房室传导阻滞、室性心动过速等；

• 明显充血性心力衰竭、急性心肌炎、心包炎、亚急性心内膜炎，风湿病；

• 严重高血压，或有合并症；

• 急性肺梗塞；

• 严重主动脉狭窄，肥厚梗阻性心肌病；

• 运动障碍、残疾人及腿脚疾患者；

• 任何严重的非心脏疾患、精神病患者、严重贫血、发烧、高龄、体弱者；

• 确诊为病窦综合征的患者；

• 固定频率起搏器植入者。

40. 平板运动试验阳性就一定是冠心病吗

答：不一定。但一般来讲，运动试验阳性结果是成年男性患冠心病的危险因素。尤其是强阳性反应者，如ST段下移出现的时间越早冠脉病变程度就越重，ST段压低呈水平型或下斜型越深≥0.2mv，持续时间>6分钟，峰值心率≤120/分等多提示冠脉三支病变，经随访，证明其心血管病死亡率很高。另外在运动中观察ST段的形态极为重要，如，ST若呈水平型下移者的假阳性率约15%；若ST呈下斜型下移，假阳性率则<1%，近似水平型下移假阳性率约30%。有多种原因可造成假阳性，如，药物原因，镇静药、雌激素、洋地黄等，预激综合征、心包炎、风心病、高血压性心脏病、低血钾、左心室肥厚、左右束支阻滞、β-受体功能亢进、更年期女性等。鉴于以上因素，在我国运动试验对高危病人的阳性预测可靠性可能低于85%。所以，我们还是应该结合临床实际情况多方面综合分析，来正确看待阳性结果。

41. 做平板运动前应做哪些准备工作

答：● 在做运动试验前，最好不要空腹，但也不要餐后即刻就做，最好在餐后1~2小时左右做；

● 运动前一天禁饮咖啡、茶等兴奋性食品；

● 运动前最好洗澡，以减少皮肤静电对心电图形造成干扰。女性戴胸罩、胸毛重者可提前处理一下；

- 用于诊断的药应停服 1～2 天，如 β－受体阻滞剂；
- 做运动前应消除紧张情绪，全身放松，保持肢体动作的协调平衡。

42. 哪些人需安装永久性起搏器

答：以下人群可考虑安装永久性起搏器：

- 完全性房室传导阻滞即Ⅲ度房室传导阻滞；
- 高度房室传导阻滞，即在动态心电图或常规心电图上出现 3:1 以上房室传导阻滞或接近于Ⅲ度房室传导阻滞；
- 病窦综合征：有显著的窦性心动过缓 <45 次/分，阿托品治疗无效。窦－房阻滞或窦性停搏，并伴有头晕，黑朦或晕厥症状者。慢－快综合征，无论有无晕厥发生；
- 不完全性三分支传导阻滞或间歇性双束支传导阻滞（左右束支阻滞交替出现）。

43. 目前人工心脏起搏器有哪几种类型及特点

答：(1) 固定频率型起搏器

因它能引起室性心动过速或心室颤动的危险，临床早已停止使用。

(2) 按需型心脏起搏器（AAⅠ，VVⅠ）

这两种起搏器在无自身心搏出现时，起搏器按照所设计的周期发放脉冲。当自身心搏夺获心房或心室时，起搏心律即被抑制，停止发放冲动，并重新安排脉冲发放周期，用于严重的窦性心动过缓、窦性停搏、窦房阻滞、颈动脉窦过敏引起的黑朦、眩晕、晕厥等症状，但必须房室传导功能正常。在一些病窦患者中，特别是老年人，常有双结病变（窦房结、房室结均有病变），所以目前对病窦患者大多选用 DDD 型双腔起搏器。

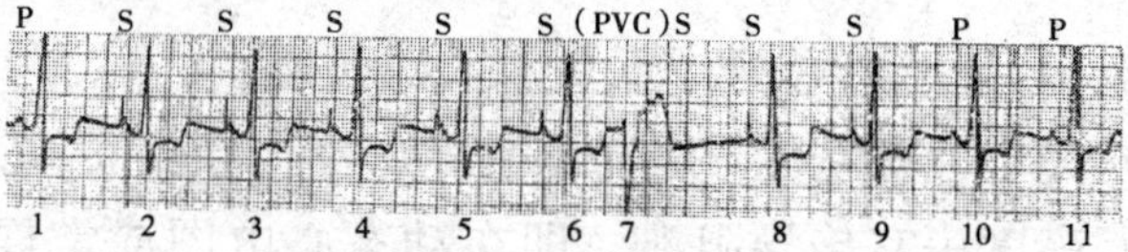

图 75　AAI 起搏心电图一例

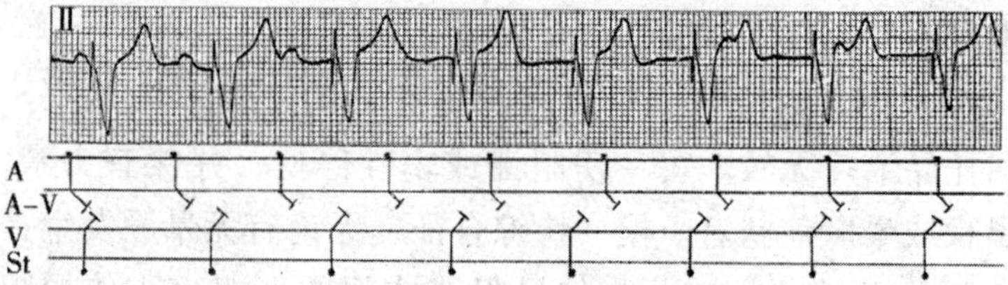

图 76　起搏源性完全性阻滞型房室分离

患者女性，70 岁，三度房室阻滞植入 VVI 起搏器，窦性频率 71 次/分，起搏频率 65 次/分，两者呈完全性阻滞型房室分离状态。

（3）全自动型心脏起搏器

即 DDD，这种起搏器称为双腔起搏器为房室顺序起搏，比较符合生理要求，适应范围广，除心房颤动外，一般需要植入起搏器的患者均可使用 DDD 起搏器。这型起

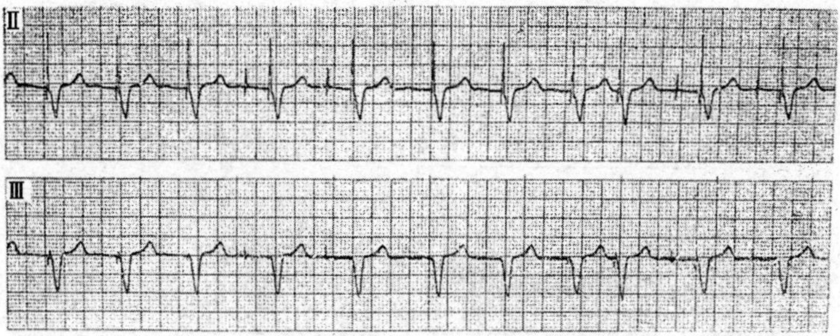

图 77 DDD 起搏心电图一例

搏器具有心房起搏、心房感知、心室起搏、心室感知等功能，程控参数较多，起搏功能复杂，它的特点是集 AAI、VVI、VDD 及 VAT 和 DVI 起搏功能于一体。

（4）三腔起搏器

分二类：①左心房 + 右心房 + 右心室三腔起搏，主要用于治疗和预防心房颤动；②右心房 + 右心室 + 左心室三腔起搏，主要用于治疗顽固性心力衰竭。

（5）四腔起搏器

双心房 + 双心室起搏，主要用于治疗心力衰竭伴阵发性心房颤动。

（6）频率应答式起搏器

VVIR、AAIR、DDDR，这种起搏器目前在临床已普遍应用。它是利用传感技术，感知人体的工作运动负荷，利用窦房结功能以外的生理生化指标变化来调节频率，以满足人体新陈代谢的需要，提高患者运动耐受量。

（7）埋藏式自动除颤器

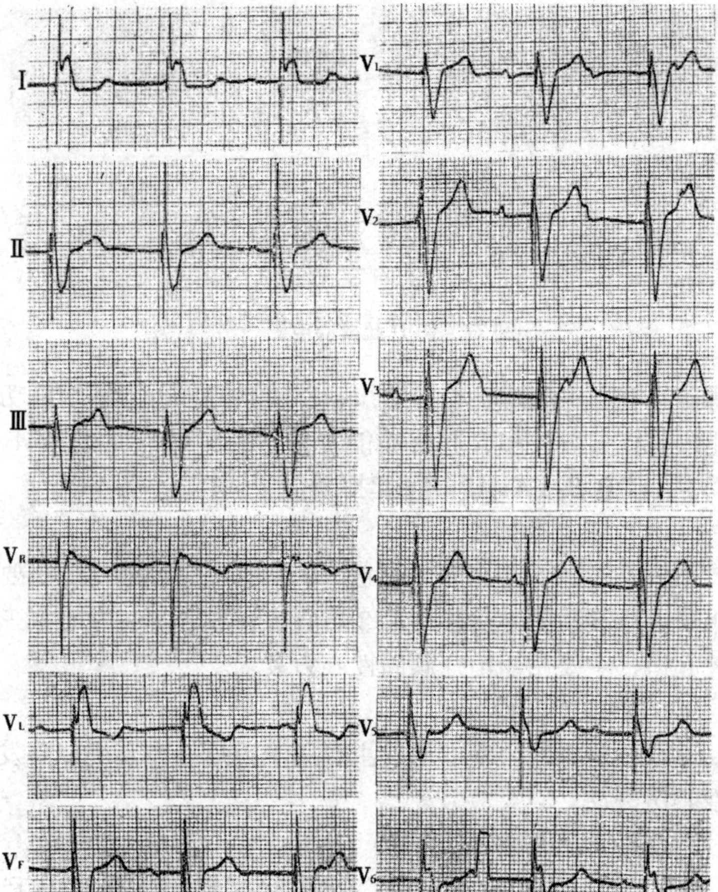

图 78　因病窦综合征而用 VVI 型心室起搏的心律心电图一例（请注意每个 QRS 波群前的一个向下的直道为电信号）

AICD，由于心脏病人发生心脏猝死多发生在医院外，

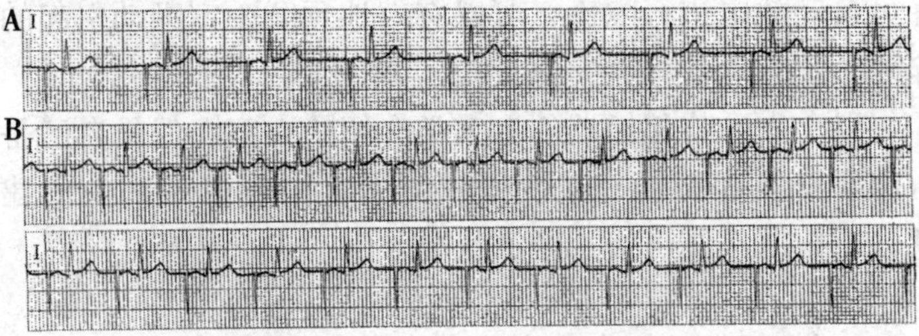

图 79　AAIR 频率应答起搏心电图

A. 为患者平卧时记录心电图呈 AAI 工作模式，起搏频率为 60 次/分；B. 为患者运动后即刻记录心电图，起搏频率为 107 次/分，呈 AAI 工作模式，第 2 行为运动后 1 分钟记录心电图，起搏频率为 88 次/分。

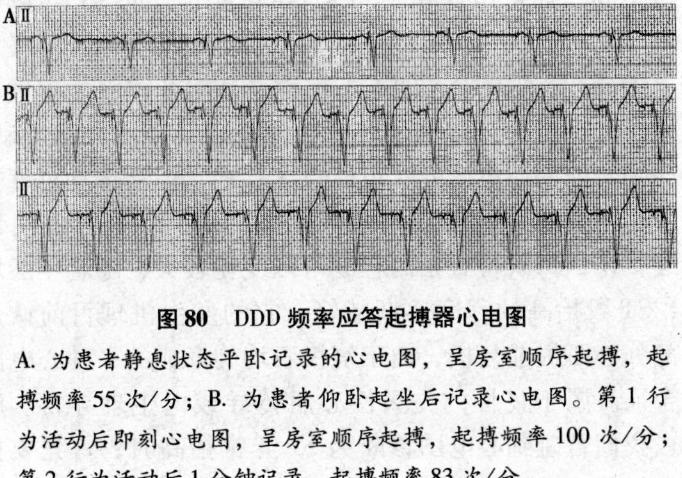

图 80　DDD 频率应答起搏器心电图

A. 为患者静息状态平卧记录的心电图，呈房室顺序起搏，起搏频率 55 次/分；B. 为患者仰卧起坐后记录心电图。第 1 行为活动后即刻心电图，呈房室顺序起搏，起搏频率 100 次/分；第 2 行为活动后 1 分钟记录，起搏频率 83 次/分。

多数为心室颤动。这种除颤器可自动监测心室颤动的发生并可自动放电进行除颤，可以有效地预防心室颤动引起的猝死。

以上大致将起搏器的七大类介绍给大家。但是自己是否需要安装起搏器，安装哪一类型，则应遵照医生的建议，可根据具体病情、经济状况等因素进行选择。

44. 何为早期复极综合征

答：早期复极综合征，临床可常见。且常被误诊为心肌损伤或心肌梗死，给患者带来不必要的精神负担和经济损失，因而识别早期复极综合征有着重要的临床意义。早期复极综合征也称过早复极综合征。主要表现为ST段呈斜型抬高，通常出现在V_2-V_5导联及Ⅱ、Ⅲ. aVF导联。V_3V_4导多见（占80%）ST段的形态多呈凹面向上即弓背向下抬高，T波高耸，两支不对称，基本节律多为窦性心动过缓，也可为正常窦律，少数为心房扑动及心房颤动。早期综合征的心电图变化可以持续存在，但在运动过度换气及心率加快后，ST段可暂时回到基线。ST段抬高可以持续多年，每次检查抬高程度可以变化较大，随着年龄增大，ST段抬高的程度逐渐减轻。它的发生机理目前认为是部分心肌提前复极，由于复极不均匀形成的一种心电图综合征。属于良性的先天性心肌传导或电生理异常。所以，我们若碰到心电图诊断为ST异常抬高时，首先要排除有无器质性心脏病。再根据ST段抬高的形态及临床表现，不难作出早期复极综合征的诊断。这类病人多数无症状，而在查体时被发现，部分病人可以伴有自主神经功能紊乱或迷走神经张力增高的表现，类似于心脏神经官能症，可有头昏、心悸、胸闷、疲劳、心前区不适、刺痛或闷痛时，与体力活动无关，服用甘油不能缓解，症状明显者服用安定、阿托品或谷维素可得到缓解。一般不需特殊治疗。

45. 动态血压较偶测血压有哪些优点？临床上为何要做动态血压检测

答：动态血压即 24 小时监测血压，现已广泛用于临床，可以真实地反映各时间点的血压状况，可获得较多的血压信息，重复性高，准确性好，有助于对影响血压波动的因素及机制的研究，并且能更为准确可靠地确诊高血压和判断药物疗效。动态血压检测可使患者生活在完全熟悉的环境中，避免了环境紧张因素造成的血压升高。有报告发现，动态血压比诊所血压低 10 ~ 30mmHg，每 15 ~ 30 分钟测量的 24 小时血压平均值与动脉内直接测压数据有好的相关性，动态血压检测可避免对高血压患者的治疗过度，而诊所血压即白大衣血压可即过度诊断和治疗。而治疗过度导致血压过低会加重心、脑、肾靶器官的缺血损害，引起不良后果。24 小时动态血压对疗效的判断更全面、详细、可靠。动态血压检测反映的血压水平，昼夜节律状况与心、脑、肾靶器官损害程度之间有较好的相关性。较高的动态血压水平和血压昼夜节律消失者更易发生并发症。目前认为，评估血压升高的程度与波动状况要比单纯诊断高血压更重要。动态血压检测可正确评估治疗过程中休息、活动状态下昼夜节律及药物作用的持续时间，动态血压检测降压药物的降压谷峰比值，可根据血压高峰，低谷的发生时间，选择作用时间长短不一的降压药物，做到个体化选择用药，更有效地控制血压，减少药物的不良反应。

46. 什么叫动态血压监测

答：动态血压监测即24小时或48小时监测血压，一般情况下，即白天半小时自动测量一次，夜间一小时自动测量一次，可揭示高血压患者血压波动的特点及昼夜变化规律，有助于筛选临界高血压及轻度高血压，鉴别是否有“白大衣高血压”。还可以预测靶器官的损害程度，更好地评价降压药的疗效，指导合理地降压治疗。可综合分析随血压波动而升高或降低的体内生理变化或生化指标的变化，对研究高血压发病机制具有实际意义。并可研究血压波动变化与心肌缺血、心律失常发作及中风的因果关系，对研究高血压相关发病机制具有重要意义。

47. 动态血压监测的适应证范围有哪些

答：● 正常血压高值者伴靶器官损害者；

● 评价难治性高血压；

● 发作性高血压；

● 白大衣性高血压；

- 降压药引起的低血压症状；
- 夜间心绞痛和肺水肿时血压变化；
- 自主神经功能障碍；
- 颈动脉窦昏厥和起搏综合征。

48. 什么叫“白大衣高血压”

答：“白大衣高血压”即在诊所由医生所测的血压值高于或不同于在家自测的血压值，它的缺点是：

- 由于测量者测量方法的偏差，环境或时间的影响，使确定诊断的准确性受到影响。“白大衣高血压”约占20%，而且研究显示90%的血压末位读数为0到5，即医生普遍只选最后的一个近似值为0或5，从而影响血压值的准确性；
- 诊室血压对高血压治疗疗效的了解不全面，偶测血压不能了解降压药物发挥作用的高峰、低谷及持续的时间和是否有疗效过度或不足；
- 不能连续详细了解高血压患者和危重患者血压的动态变化，以及与各种因素的关系；
- 不能准确判断高血压的治疗效果。

49. 动态血压怎样评估左心室肥厚的预后

答：动态血压监测中，血压昼夜节律消失者的左心室肥厚发生率增高。有人指出收缩压与舒张压负荷超过40%。是预测左心室肥厚，左室功能不全的指标。

夜间动态血压下降幅度大于10%的患者发生心室肥厚就会延迟。夜间血压持续升高和变异节律消失使心血管系统更长时间处于过重负荷状态，易导致和加重心室肥厚。

50. 动态血压监测怎样评价脑卒中

答：血压昼夜节律的消失与卒中的发生也有关系，昼夜节律消失的高血压患者有较大可能发生脑卒中损害。动态血压昼夜节律消失的高血压病患者24小时血压处于较高水平，特别是夜间血压也呈持续增高水平，由于脑血管长时间处于高负荷压力下，血管的张弛作用减弱，势必造成器官受损，脑血管意外事件发生增多。夜间血压水平与心脑血管并发症的关系可能比白昼或总的血压水平更为密切，较低的夜间血压对脑血管有保护作用。24小时动态血压均值较偶测血压低10mmHg以上者要比低10mmHg以下者有较低的心脑血管死亡率和致残率。另外，血压昼夜节律的存在也取决于组织器官灌注良好。有人认为器官缺血，尤其是脑缺血可能激活维持器官血流量的心血管调节机制，抑制夜间血压下降。

51. 动态血压对评价急性心肌梗死和心脏性猝死有何意义

答：急性心肌梗死（AMI）和心脏性猝死并不随机发生于任何时间，而更多发生于上午6～12时，即起床后数小时。急性心肌梗死和心脏性猝死可由冠状动脉内血栓形成或急性心肌缺血所致，发病时间相对集中，其原因可能是：

- 正常人的血小板聚集率最高值发生在上午 6 ~ 9 时，所以此时间内较多发生心肌急性事件。当醒来后不起床活动，此种现象不再发生；
- 急性冠状动脉闭塞可能是动脉粥样硬化斑块破裂和继发血栓形成的后果。早晨血压升高，同时血中去甲肾上腺素、皮质醇浓度增高等，使冠脉收缩，斑块破裂，导致原有的非阻塞性斑块变为迅速发展的冠脉血栓形成，使心肌供血急剧减少；
- 高血压患者清晨交感神经活性和血管张力增强，可导致心肌氧供需失衡，引起缺血。动态心电图也显示，有 ST 下降为短暂心肌缺血多发生于上午 6 ~ 12 时。室性心律失常也趋向分布在上午 6 ~ 12 时。进一步揭示早晨心脏性猝死发生率较多与此时间内易出现心肌缺血和室性心律失常有关。研究报道，昼夜节律消失的患者较易出现心肌缺血。应用 24 小时动态血压监测可更好地了解血压昼夜节律和变异性，以预测高血压和冠心病的预后。

52. 杓形血压有何临床意义

答：生理状况下的血压具有波动性。兴奋、恐惧或运动时由于交感神经活动增强，血压尤其是收缩压明显增高。剧烈运动时，收缩压甚至高达 180mmHg ~

200mmHg，舒张压可高达100mmHg。停止运动时，血压急剧下降，这是由于腹肌舒张所致，以后又出现血压的二次上升。睡眠时血压也是下降的。环境温度降低时由于末梢血管收缩，外周阻力增加常使血压上升。一般正常人血压波动呈长柄“杓”形，即凌晨2～3时处于血压低谷，清晨起床后血压急剧上升，约在8～9时达第一峰值，下午17～18时可略高些，此为第二峰值，从18时开始缓慢下降，呈双峰一谷。收缩压波动范围大于舒张压，日间血压波动范围大于夜间。维持高血压患者的杓形血压有利于阻止或延缓器官损害，如左心室肥厚脑卒中的发生或进展。血压的昼夜节律是否正常，即“杓”形血压的存在，是判断高血压病情严重程度的良好指标之一。

53. 如何理解心肌缺血

答：当冠状动脉血流量相对或绝对减少，不能满足心肌代谢的需要，心肌只能进行元氧代谢时，称为心肌缺血。缺血的心肌只能维持电活动而不能参加心脏的泵活动。心肌缺血多为可逆性，如果心肌缺血时间过长，心肌细胞的糖原储备完全耗尽，心肌发生不可逆损害，导致心肌坏死（梗死）。根据心肌缺血的部位可分为心内膜下心肌缺血、心外膜心肌缺血，透壁性心肌缺血。

当冠状动脉血流量相对减少，心肌代谢需要增加时，如运动试验、劳累、情绪激动等，而部分阻塞的冠状动脉不能根据代谢需要相应增加血流量，致使冠状动脉血流量相对减少，引起心肌缺血，缺血的部位多在心内膜下心肌。如果冠状动脉血流量绝对减少，如冠状动脉痉挛、冠状动脉一过性阻塞，致使冠状动脉血流断绝，使心外膜下心肌缺血或透壁性心肌缺血。心肌缺血的心电图表现主要为复极过程变化，如何段偏移、下波改变、u 波改变、T 间期延长，有时也可影响 GRS 波的变化。

心肌缺血可表现为心绞痛、无症状性心肌缺血、心律失常、急性肺水肿和猝死。

根据世界卫生组织分类，心绞痛可分为劳累型、自发型、混合型三类。劳累型心绞痛属于冠状动脉相对缺血，多因劳力，情绪激动使心肌代谢和耗氧量增加的因素而诱发。自我性心绞痛属于冠状动脉绝对缺血，因冠状动脉痉挛、冠状动脉内血栓形成而发生心肌缺血，多于静息状态发病，无任何诱发因素。不稳定心绞痛和变异性心绞痛均属于自发性心绞痛。混合性心绞痛是指患者同时并存劳累型心绞痛和白发性心绞痛。

心绞痛可能由于心肌代谢增加和冠状动脉血流量减少两种因素诱发。各种类型的心绞痛的心电图表现大体相似，鉴别主要靠临床表现。

54. 心肌缺血的主要原因是什么

答：心肌缺血最重要的原因是冠状动脉粥样硬化引起的冠状动脉狭窄。当冠状动脉血流量减少≥70%时，心脏负荷稍微增加，就会发生心肌缺血。除冠状动脉粥样硬化外，冠状动脉痉挛、冠状动脉微血管病变（九综合征）也是常见的原因。此外，严重的主动脉瓣狭窄、关闭不全、肥厚性心肌病、心肌炎等都可引起心肌缺血。这些病变一方面减少冠状动脉的灌注，另一方面又增加左心室负荷。